ぼくは社会不安障害

伊藤やす

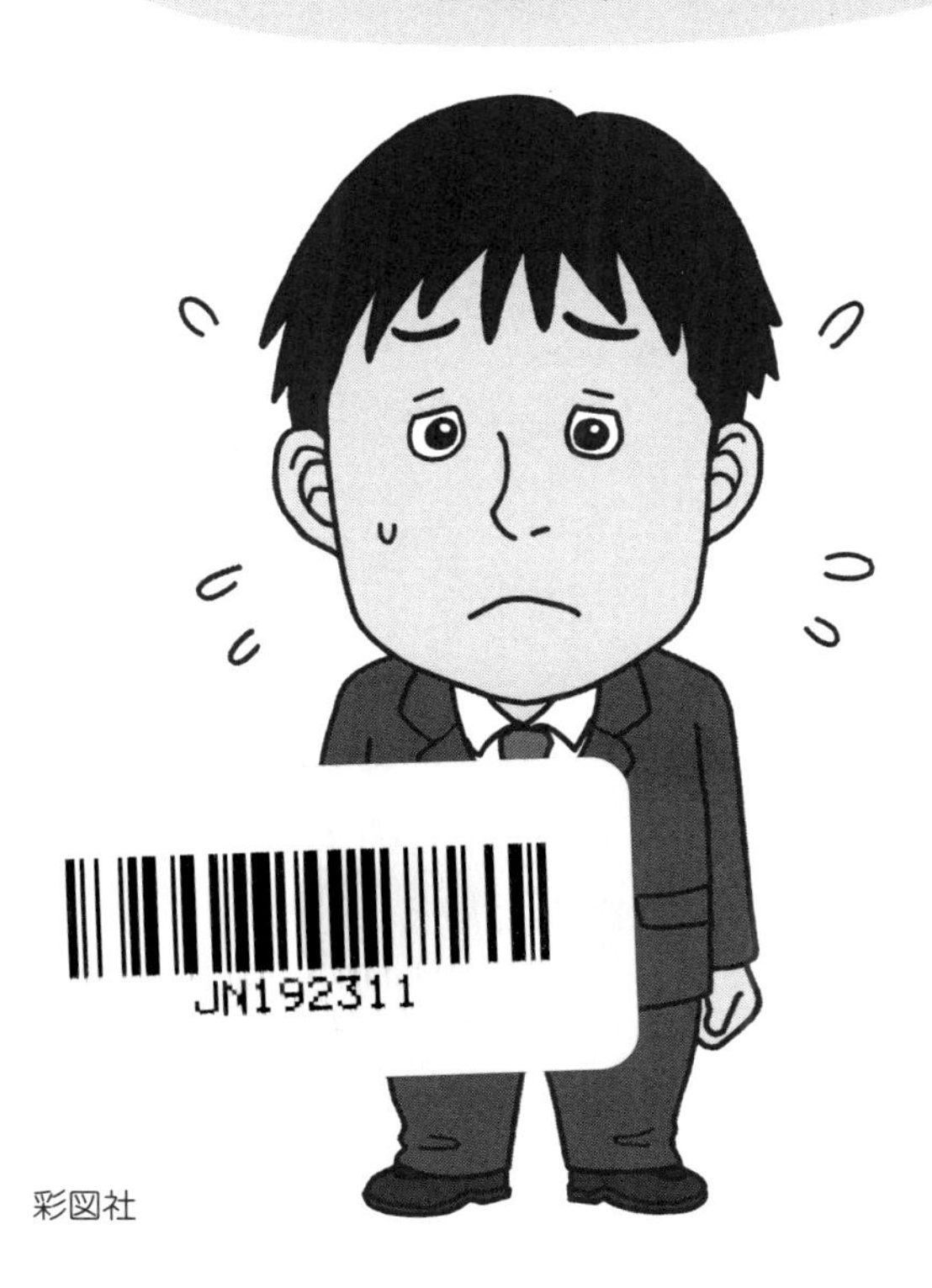

彩図社

はじめに

社会不安障害（ＳＡＤ）という言葉を聞いたことがありますか？　あまり耳馴染みのない方もいるかもしれませんが、「あがり症」や「対人恐怖症」に近い症状が表れることが特徴の、「不安障害」という精神疾患の一種です。

人前で話すことやプレゼン発表などの場面に緊張感を覚える人は多いと思いますが、社会不安障害の人の場合、それが本当に顕著なのです。ひどいときにはその1週間前から不安感に襲われ、いざ本番になると激しい動悸や発汗、声が出なくなったり震えたりするという症状が出て、腹痛、吐き気に見舞われることもあります。すると、「どうにかその場面を回避できないか」という回避行動をとるようになり、社会生活に支障が出てしまうのです。

人によって症状の内容や程度に差はありますが、例としてはこのようなものが挙げられます。

精神疾患と言うとうつ病などが報道されることが多いですが、実は様々な病気があり多くの患者がいます。社会不安障害は日本国内に推定で約３００万人以上の患者がいると指摘されており、アメリカには1500万人以上、その他海外にも多数患者がいると言われ、世界中で多くの人が苦しんでいます。

引きこもり、自殺、貧困、他の精神疾患（うつ病、アルコール中毒、パニック障害など）を併発する原因にもなりうる、とてもやっかいな病気です。そして、「自分には関係ない」と思っていても誰にでも発症する可能性があるものです。あがり症や対人恐怖症と似ている症状も多いので、病気ともわからず性格の問題だと悩んでいる人も多いです。

私は東京生まれ、東京育ちの30代の男性です。小学生で社会不安障害を発症し、20年以上闘病しています。大学を卒業して企業で働いているときにうつ病も併発し、転職を繰り返してきました。

長年の闘病経験とそこから感じた社会不安障害やうつ病のこと、日本の精神科医療の問題、世間の精神疾患に対する偏見や差別などについて、この本に書き記しています。

社会不安障害について医師や研究者が書いた本はありますが、実際の患者目線で病気に関して、またそれに伴う社会の問題点について書いてある本はほとんどありませんでした。

この病気は、症状に悩んでいても社会に発信できない方が多いです。私の実体験と情報を、社会不安障害やうつ病、また他の精神疾患で悩まれている方や社会に伝えることによって、行政・精神科医療・福祉・社会構造の改善につながったり、症状に悩んでいる患者や家族の参考になればと思い、この本を書こうと思いました。

同じ病気の方や他のメンタルの病気の方、またそういったメンタルヘルスの問題などに関心のある方に、読んでいただければ幸いです。

ぼくは社会不安障害　もくじ

第1章 社会不安障害ってどんな病気？

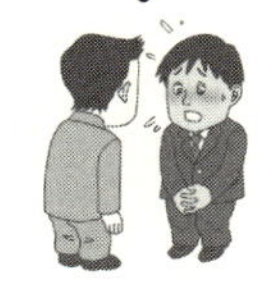

第2章　病気に翻弄された学生時代

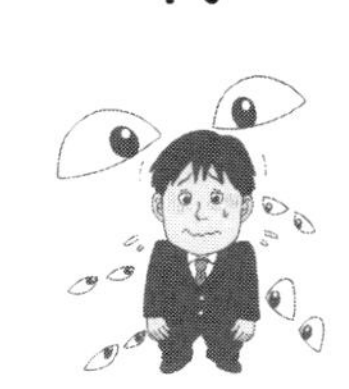

第3章 山あり谷ありの社会人生活

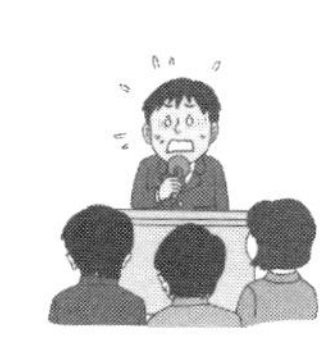

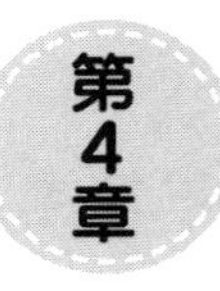

第4章 精神科医療の問題点と病院・治療法の選び方

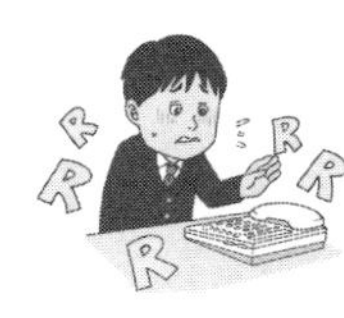

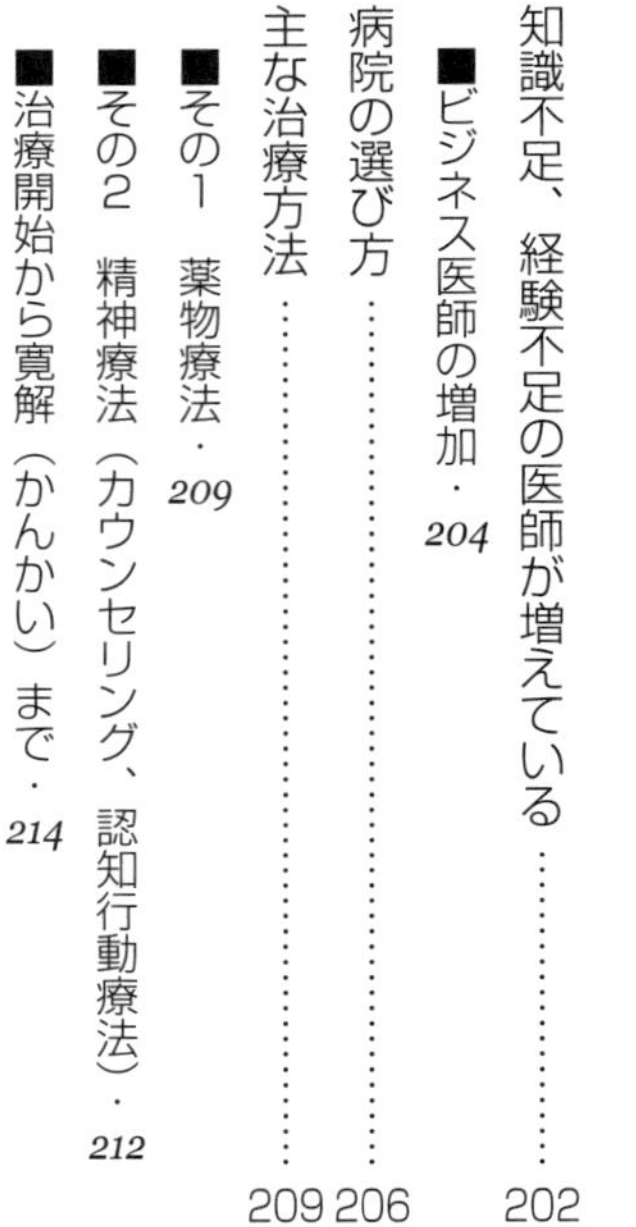

第1章

社会不安障害ってどんな病気？

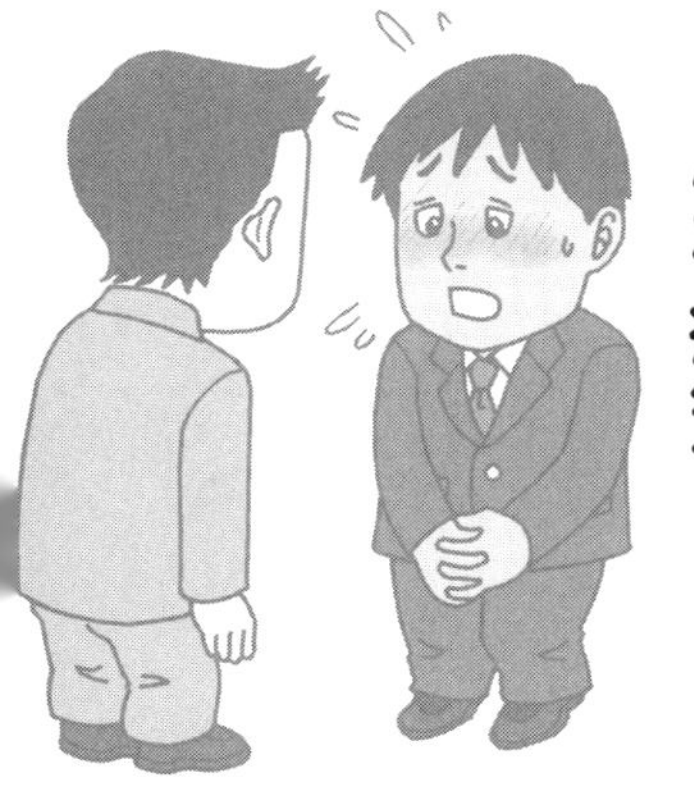

社会不安障害ってどんな病気？

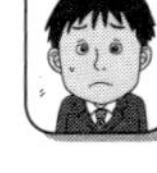

精神疾患の診断基準は、アメリカ精神医学会が定めた『精神障害の診断と統計マニュアル（DSM）』と、世界保健機関（WHO）が公表している「疾病及び関連保健問題の国際統計分類（ICD-10）」の2つが、その役割を果たしています。

精神疾患の診断については、いろいろな専門家の意見や研究者の論文などがあり、病気のいくつかは製薬会社や精神科医の利益を生み出すために作られたなどという議論が行われることもあります。

たしかに、「社会不安障害」は症状やその度合いが人によって異なるので、病気なのか性格なのかの線引きが非常に難しいという点は私も感じています。

だからこそ、私自身が経験した患者としての目線から、「社会不安障害」について書いていきます。

「社会不安障害」。初めて聞く方は、どんな病気なのだろうと思うでしょう。

英語では〝Social Anxiety Disorder〟、略して「SAD」と呼ばれる精神疾患です。２００８年に日本精神神経学会において、「社会不安障害」から「社交不安障害」という名称に変更されましたが、社交不安障害と言ってしまうと社交的な場面に関してだけ症状が出てしまうとか、社交的ではないという誤った認識を持たれてしまうと思っているので、本書では「社会不安障害（SAD）」という病名で書いていきたいと思います。

社会不安障害は、精神疾患の中で大きく分けると「不安障害」という部類に入ります。厚生労働省の調査では、日本には約３００万人の精神疾患患者がいて、その中ではうつ病などの気分障害の患者数が一番多く、二番目が統合失調症、それに続いて患者数が多いのが不安障害になります。

ただし、この患者数の統計の取り方が実際の患者数と合っているかというと、そうではないと思います。これについては第3章（P１６８参照）で述べたいと思います。

社会不安障害の症状には本当に様々なものがあります。

発症する年齢は思春期が多いと言われていますが、私は小学生のときに発症しました。学生期に発症する方が実際に多いのですが、社会に出てから発症する方も多数います。30代や40代になり企業で管理職や、ある程度のポストになってから発症する方、専業主婦など企業で働いていない方でも発症するケースがあります。

海外ではハリウッド女優やスポーツ選手、ミュージシャンなども社会不安障害や不安障害であるとカミングアウトしているケースも多々あります。

たとえば、ジェニファー・ローレンスさん。22歳でアカデミー賞主演女優賞を受賞し、２０１６年の「最も稼いだ女優」１位にランクインした方です。学生時代から症状に悩んでいましたが、演劇をすることで自分に自信を持てるようになったとのことです。現在の病状まではわかりませんが、女優として活躍されています。

また、２０１６年公開の映画「ラ・ラ・ランド」でアカデミー賞主演女優賞を受賞したエマ・ストーンさんも、子どもの頃から不安障害に苦しんでいたことを明かしました。

また、イギリスの大人気ボーイズグループ「ワンダイレクション」の元メンバーで、現在はソロミュージシャンのゼイン・マリクさんも不安障害を患っています。

彼は不安障害と闘いながら活動していましたが、ソロとして活動を始めてから、大きなコンサートを体調不良を理由にキャンセルしました。

そして、インターネットで不安障害であることを告白しました。関係者からはイメージダウンにもなりかねないので精神疾患を患っていることを公表しない方がいいのではと言われたそうですが、「同じ病気で苦しんでいるファンや、世界中に闘病中の人がいる。病気は恥じることではない。本当のことを伝えたい」とカミングアウトされました。

彼はイギリス、アメリカなど海外の音楽チャートで1位をとっている、ツイッターのフォロワー数が２０００万人を超える世界的人気ミュージシャンです。精神疾患に対する偏見、差別意識は日本に限らず世界中であることなので、人気商売でもある芸能人がそれをカミングアウトすることはとても勇気のいることだと思います。

社会不安障害ではないですが、星野源さんや堂本剛さんも、不安障害のひとつであるパニック障害をカミングアウトしています。

日本でもうつ病など精神疾患をカミングアウトする芸能人や著名人が現れるようになりましたが、隠している人も多いでしょう。

芸能人などは多忙で、多くの人の前に出る職業です。一般人とは比較にならないプレッシャーやストレスからメンタルを病んでしまう人も多いと思います。

この病気の生涯有病率は、１９９３年のアメリカでは全体で13％程度、同じ頃スイスで行われた調査によると16％程度と非常に高く、６~７人に一人が社会不安障害にかかると報告しています。海外では、社会不安障害について早い時期に調査が行われていました。

日本における発症率はというと、２００２年の調査で生涯有病率が２％程度という報告があります。しかし、日本の精神科医療は海外と比較して遅れている部分もあり、どのような調査が行われたかもわかりません。今、もっと大規模な調査を行えば欧米並みの数値が出る可能性もあるのではないでしょうか。

日本国内に推定で約３００万人以上の患者がいると指摘する研究者もいますが、それは社会不安障害と診断されて治療を受けている患者数ではありません。病気になっていて苦しんでいても、それを病気だと認識できずに暮らしている人を含めた数です。

社会不安障害という病気はまだ世間での認知度がうつ病ほど高くないことがあり、症状が出ていても性格の問題だと思ってしまうことも多いため、「推定」の患者数３００万人以上と言われているのです。

日本だけでなく、病気に苦しんでいる方は世界中に大勢います。

そして、自分には関係ないと思っていても、誰にでも発症する可能性がある病気です。引きこもり、自殺、貧困、他の精神疾患（うつ病、アルコール中毒、パニック障害など）を併発する原因にもなる、とてもやっかいな病気なのです。

社会不安障害の具体的な症状

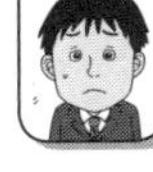

■会社員の場合

「あがり症」「対人恐怖症」、この言葉は皆さんも聞いたことがあると思います。

社会不安障害という病気が認知される前の日本では、このような個人の性格の問題だと思われていました。現在でもあがり症などの性格との線引きが難しいのですが、社会生活に支障が出る場合は、放置しておくと病状が悪化するケースが多いので治療の必要がある「社会不安障害」と診断されると言えます。

社会不安障害の典型的な症状は、まさに「あがり症」「対人恐怖症」に近いものが多いのです。

例を挙げると、会社員の場合、会議やプレゼンなど人前で発表しなければいけない状況があるとします。重要な会議やプレゼンなどでは、程度の差こそあれ、緊張することは通常のことです。

ただの緊張であれば、「その場を乗り切れば問題ない。会議やプレゼンで、自分ができる限りのパフォーマンスをしよう」と考えます。そして、緊張しながらもその場を乗り切り、経験を積むことによって自信にもつながり、そのような場面にも慣れていきます。

しかし、社会不安障害の場合、その前日、ひどい場合は1週間前から激しい不安や緊張に襲われ、「その場に立ち会わなくてすむように病気にでもならないだろうか」などという考えに襲われたりします。不安に感じる場面を避けようとする行動に出るのです。これは「回避行動」と呼ばれています。

社会不安障害の場合、この回避行動が日常生活に支障をきたす大きな問題になります。

いざ本番になると、個人差はありますが、激しい不安、緊張に襲われた状況で臨みます。激しい動悸、大量の汗、頭が真っ白になり、何をしゃべっているのか自分でもわからない。声が震えたり、言葉が出てこなくなる。ひどい場合には吐き気、下痢などの身体症状に襲われます。

そして、もうこのような状況には直面したくない、また会議やプレゼンがあるときに無理をして対応するのが苦痛だと思うようになり、仮病を使ったりしてその場を避けるようになっていくこともあります。

また、会社員であれば打ち合わせや、営業などで人と接する機会も多いです。あがり症や人見知りの方は緊張するでしょう。しかし、社会人なら「これも仕事」と割り切ってある程度対応できますし、経験を積むことで慣れていきます。

社会不安障害の場合は、名刺交換のときから手が震えてしまうこともあります。打ち合わせや営業でも、緊張で上手くコミュニケーションが取れません。当然、商談なども上手くいかず、本人はなぜ自分はこんなにダメなんだろうと落ち込み、また同じ場面を経験することを不安に感じて悪循環に陥ってしまいます。

また、人前で電話に出ることが怖い、知らない人と電話でしゃべることが怖いと言って、会社の電話を取ることができなくなる方もいます。

ここで挙げたのは、会社員である場合のごく典型的な一例です。

このような症状により仕事にも支障が出てくるようになってしまい、休職してしまったり、最悪の場合は退職という結果になり、病気だとわからずに職を転々とするケースも多いです。

■学生の場合

小学生～高校生のうちに社会不安障害を発症した場合、緊張などから初対面の人やクラスメートと上手くコミュニケーションが取れないことがあります。

本人は性格の問題だと悩んでしまい、クラスでは孤立した存在になってしまうケースが多々あります。

クラスで孤立した状況というだけでも辛いのですが、ある場面に悩まされる学生が多くいます。それは、国語や英語などでの教科書の音読です。

クラスメートが全員聞いている状況で教科書を音読しなければいけません。読めない漢字や英単語はないだろうか、クラスメートに変に思われないように音読ができるだろうかと、自分の順番が回ってくるのが怖くて仕方ないのです。

激しい緊張、不安、動悸に襲われ、いざ順番が回ってくると声が震えてしまう、頭が真っ白になって声が出なくなってしまう。吐き気や腹痛などの身体症状が出ることもあります。そうなると、授業を受けるのが苦痛になります。また、教師から指名されて問題に回答することも本人にとっては大変な苦痛です。

試験を受けることに不安や緊張を感じる方もいます。そして苦痛から解放されたいために授業を欠席するようになったり、最悪の場合は中退をしてしまったり、引きこもりになってしまいます。これも「回避行動」と言っていいでしょう。

このように、学生時代に社会不安障害を発症すると、周りのクラスメートが普通にできていることが、なぜ自分にはできないのかと思い悩んでしまうのです。

皆さんの中学生・高校生時代を思い出してみてください。クラスで孤立している学生はいませんでしたか？　不登校や中退になってしまった学生はいませんでしたか？　個人の問題なので要因まではわかりませんが、そういった中にも社会不安障害を患っている学生がいた可能性があります。

問題なく学生生活を過ごしていた大多数の方々は、そういったことにはあまり目が向かなかったかもしれません。しかし、現在も社会不安障害で悩んでいる学生が大勢いることを知ってほしいと思います。

大学生や専門学校生の場合はどうでしょうか。

学校にもよりますが、ただ講義を受けてレポートや試験の成績次第で単位がとれる授業は問題なく受けられるという方はいます。私自身もそうでした。

しかし、ゼミ活動や人前での発言、研究の発表などは緊張や不安にさいなまれ、苦痛に感じてしまいます。

また、サークルなどの活動をしたいと思っていても、サークルメンバーと上手くコミュニケーションがとれずに、それにも入れず孤立してしまうケースが多々見られます。仮にサークルなどに入っても、このような状況では馴染むことも難しいです。

なんとか単位を取得できても、就職活動も上手くいきません。面接などは、社会不安障害の患者にとっては一番症状が出る状況です。今まではなんとかなっていても、就職活動では症状のせいで対応が困難になってしまい、就職も決まらないまま卒業する学生もいます。

症状には大きく2つのタイプがある

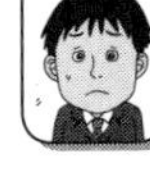

以上のような症状はごく一例にすぎず、実際は本当に個人差があります。全ての症例を記載するのは困難と言っていいほど、患者によって様々です。

緊張や不安の症状が出る場面によって、大きく2つのタイプに分けられることもあります。

限られた場面でのみ症状が出る人を「非全般性」、一方、人と接するあらゆる場面で症状が出る人を「全般性」と言います。全般性の場合、生活に与える影響が非常に大きく、うつ病などの他の精神疾患を併発する場合が多いとの研究もあります。

社会不安障害の患者が強い不安を感じる場面として、最も多いのが「初対面の人や少しだけ面識のある人との会話」や「人前での発言やスピーチ」です。

続いて、「社会的立場が上の人との面談や会話」、「会社での電話対応」、「受付での手続き」、「人前で文字を書く」、「人前で食事をする」、「パーティや会食に参加する」などがあります。

人の視線を恐怖に感じる患者や、周りの音や話し声に敏感になって苦痛に感じる患者もいます。精神的な不安感だけでなく、動悸、めまい、震え、声が出ない、声が震える、吐き気、腹痛、パニック発作などの身体症状が出ることもあります。

そして、また同じような場面で同様の症状が出てしまったらどうしようという「予期不安」の状態になり、そこから症状が発生し、回避行動をとるという悪循環に陥るケースが多いです。

重ねて言うようですが、症状は人によって全く違います。

同じ社会不安障害の人でも、問題なくできることが多い軽度の人もいれば、あらゆる場面において症状が出てしまう重度の人もいます。そのため、一般の方からは「甘えである」と誤解をされてしまうこともあるのです。

発症の要因は何だろう？

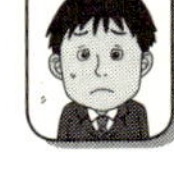

社会不安障害の発症の要因ですが、これは現在も研究中ではっきりとしたことはわかっていないようです。ひとつには、心理的な要因やストレスの影響なども考えられています。

神経系に関する研究が進んできたことで考えられるようになった原因のひとつが、「セロトニン」との関係です。脳内にある神経伝達物質「セロトニン」が不足し、神経機能がきちんと機能しないため、不安がコントロールできなくなっているのではないかと考えられるようになりました。

また、人がストレスや環境などによって不安や恐怖を感じるのには、脳内の扁桃体という部分が重要な役割を果たすと考えられているそうですが、いまだに脳の問題は科学的に完全に解明されていません。

病気だと気付いていない人が多い

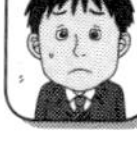

社会不安障害を発症してしまうと、日常生活に大きな支障をきたします。学生生活や受験、就職活動、仕事、恋愛や結婚など人生にはとても重要なことがありますが、症状によっては大切な多くのチャンスを逃してしまう可能性があります。

このような問題が起きてしまう病気にも関わらず、社会不安障害という病気は世間にはまだほとんど認知されていません。うつ病などはもはやマスコミでも報道されることが珍しくなくなりましたが、社会不安障害は報道されることもほとんどありません。

社会不安障害の生涯有病率は海外でも高い水準が出ていて、決して特別な病気ではありません。うつ病よりも自殺企図率が高いという研究データもありますし、うつ病を併発すると自殺企図の割合が高くなります。

社会不安障害をとりまく日本の現状は、推定患者数３００万人以上と言われるにもかかわらず、患者本人がそれを自覚できていない問題があります。患者本人は辛い思いをしていても、あがり症や性格の問題だと思って、精神科などの医療機関を受診しておらず、自分が精神疾患を患っているという認識が持てないのです。

患者が医療機関を受診するきっかけには、「インターネットでたまたま社会不安障害の情報サイトを見てあまりにも自分に当てはまるから」「本屋で偶然、書籍を見て」「学校生活を送るうえで支障が出てしまった」「就職活動で支障が出るようになった」「学生時代から症状で悩みつつも、仕事をするようになって支障が出てしまった」「病状が悪化して、うつ病やアルコール中毒になって」……など、様々です。

また、病院に行くことすら恐怖に感じ、引きこもっている重度の患者もいます。

発症してから医療機関を受診するまでの期間が数年というのは珍しくないケースで、中には学生の頃から発症していたけれど、30代や40代になってから受診するという方も少なくありません。

長年自分を苦しめてきたことが、病気であり、治療によって少なからず改善させることができる。このことに気付くまでの期間があまりにも長すぎるのです。

引きこもりやニートになっている方にも、社会不安障害の方は相当数いると思っています。

身体の病気なら痛みや熱などの身体症状ですぐに何かしらの病気だと思い、医療機関を受診できます。しかし、この病気の場合、本人は悩んでいて日常生活にも支障をきたしているにもかかわらず、それが病気であるという認識がないケースが多いです。

また、精神科医によっては、うつ病など他の精神疾患と誤診する場合や、他の精神疾患を併発したために、主症状が社会不安障害ということを見逃す場合もあります。

近年、「うつ病の人が増えている」と言われることがあります。しかし、私自身の経験から考えるのは、単純に「うつ病が増えている」のではなく、「うつ病を併発する他の精神疾患の患者数が多く、その二次障害でうつ病を発症している」のではないか、また他の精神疾患をうつ病と安易に診断されている患者が多いのではということです。

早期に受診して適切な治療を受ければ病状が改善するケースもあり、早く社会復帰もできます。それを知らず、病気にも気付かず症状を悪化させている人が多い現状を残念に思います。

現代社会は、コミュニケーション能力の高い人や社交的な人が学校や職場でも評価されやすい傾向が強く、それを求められる仕事が大半を占めるようになりました。

高度経済成長期も、社会不安障害ではなくともあがり症や対人恐怖症の方はいました。当時は、事務仕事や工場作業などのそれぞれに合った仕事もありましたが、今はそのような仕事は非正規雇用が求人の大半で、正社員になることは難しいです。病気でなくても、そういう性格の人が低賃金の仕事にしか就けない状況になっています。

第2章

病気に翻弄された学生時代

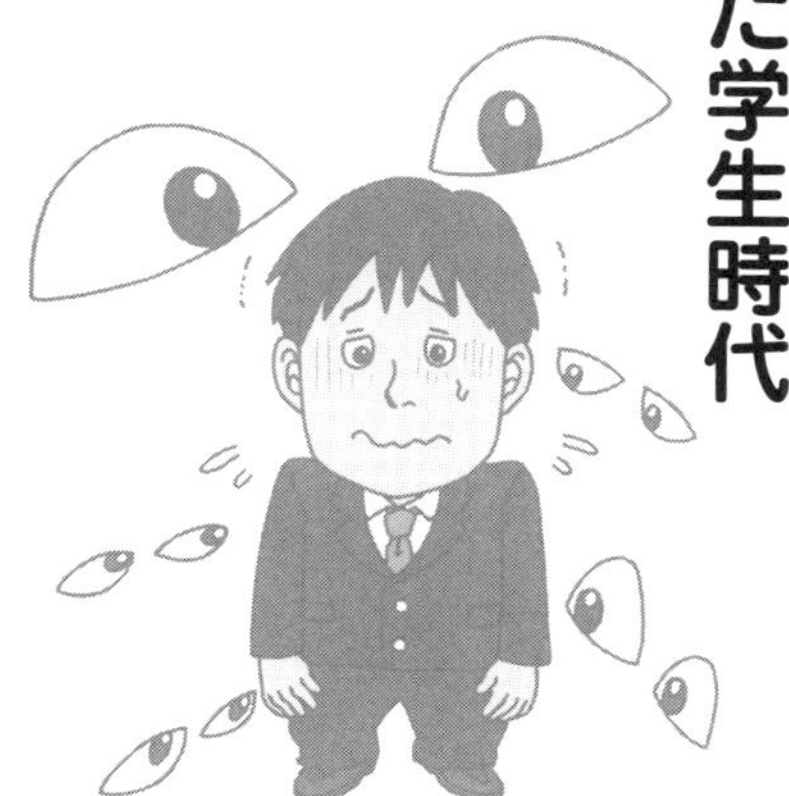

社会不安障害を発症した小学生時代

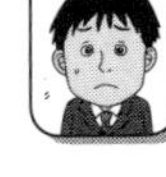

ここからは、社会不安障害を発症した頃から現在までの私の体験記を2章にわたって書いていきます。社会不安障害やその他の精神疾患にかかると、日常でどのようなことが起きるのか、どのような困難があるのか、ご理解いただけるのではないかと思います。

私は1983年に東京都で生まれ、ゼネコン勤務のサラリーマンの父と専業主婦の母、2歳年下の妹の4人家族で育ちました。

地元の幼稚園に通い、地元の公立小学校へ入学しました。小学生になると友達に誘われ、1年生のときに地元のサッカーチームに入りました。

そこから私の苦しみが始まりました。

小学3年生のときです。サッカーチームの練習を行っているグラウンドに行くと、突然、吐き気に襲われたのです。

吐き気といっても胃が気持ち悪いのではなく、表現が難しいのですが、鼻の奥の、のどのあたりが気持ち悪いのです。例えるなら、鼻水がのどにまわってくるような不快感による吐き気でした。

私はパニックになり、コーチに泣きながら気持ちが悪いと伝えて母親に迎えに来てもらいました。しかし、その帰り道、吐き気がすっかりおさまったのです。

80年代や、90年代前半以前に部活などでスポーツを経験した方ならおわかりだと思うのですが、「暑くても水は飲むな」という方針の、そして指導者が毎回怒鳴り散らすようなとても厳しいチームでした。

当時はJリーグがブームになった頃で、今のようにサッカー日本代表がワールドカップに出るのが当たり前ではなく、ワールドカップに日本代表が出ることが夢の世界という時代です。海外サッカーの情報やサッカーの戦術、トレーニング方法も現在のように詳しく入らないので、指導者による指導もひたすら根性論というものでしたが、練習量は多かったので、東京都の区大会では何度か優勝していました。

今になってはわかることですが、小学校低学年の自分にとっては、それがかなりのストレスになっていました。

それ以降、練習の際にたびたび、吐き気をもよおすようになってしまいました。

しかし、小学生の自分には原因がわからず、鼻炎を患っていたので、鼻の奥が気持ち悪いのは鼻炎のせいだろうと思い耳鼻科に通っていました。耳鼻科でも原因はよくわからないと医師に言われていました。チーム内ではレギュラーでもあったので、吐き気がありながらも我慢して、練習はなんとかこなしていました。

練習は毎週土日にあり、それが憂鬱でした。雨が降ると練習が中止になるので、てるてる坊主をさかさまにして吊るし、雨が降ることを祈っていました。

■初めての嘔吐　嘔吐恐怖症

そんな状況で練習に参加していた4年生のときです。

練習中に嘔吐してしまいました。それから症状は急激に悪化し、練習や試合に参加してもたびたび嘔吐するようになりました。

こんな状況なら皆さんは、チームを辞めればいいだろうと思うでしょう。私もそう思います。中学生くらいの精神年齢であればそうしたでしょうが、小学4年生当時の私は、チームを辞めるとコーチに言うことすら恐怖に感じていたのです。

　また、嘔吐の原因も精神的なことから来ているなど、小学生には判断できません。親も精神が鍛えられるから良いという考え方だったので、深刻に考えてはいませんでした。


　サッカーブームだった当時、学校の放課後は、友人と毎日のようにJリーガーになることを夢みて校庭でサッカーをしていました。学校でサッカーをするときには、全く症状が出ないのです。

　それもあり、小学生当時の私はこの吐き気の原因が何なのか全くわかりませんでした。区大会で優勝するチームのレギュラーだった私は、学校では怒鳴られることもなくのびのびとサッカーができていました。学校で友達とサッカーをするのは楽しくて仕方ありませんでした。

　しかし精神状態は限界に達し、5年生になると練習に参加しなくなりました。チームのコーチは辞めないで在籍だけはしてほしいということだったので、在籍はしていましたが練習に参加することはありませんでした。

練習に参加しなくなったのでほっとしていたのですが、症状は悪化しました。学校の体育の授業で吐き気が出るようになってしまったのです。運動は得意で、体育の授業が大好きで楽しみだったにもかかわらずです。

ただ、小学校の体育の授業は、サッカーチームに比べれば厳しくありませんから、吐き気があってもこなしていました。小学生の自分は、「吐き気が出るのはなぜなのだろう」とただ不思議に思うだけでした。

小学生時代は、サッカーチーム以外では活発で、友人も多く学校生活では何の問題もなく過ごしていました。学校に行くのが楽しい、そんな小学生でした。

ただ、クラスメートの前での発表、文化祭の劇など大勢の人の前では極度の緊張や吐き気が出ることがありました。社会不安障害の要素はあったと思いますが、サッカーチームのストレスによる身体症状が強く表れていたのではないかと思います。

運動する際に吐き気が出るという状況が心理的にインプットされて症状が出ていたのと、緊張するような場面で「また吐き気が出たらどうしよう」という心理状況になっていたのだろうと考えています。

症状が悪化した中学時代

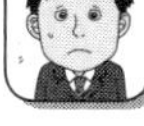

地元の公立中学校に入学しました。ここからがさらなる悪夢の始まりでした。

やはり、体育の授業で吐き気が出るのです。

中学校の体育教師は小学校と違って厳しく、見学の場合は理由をしつこく聞いてきます。吐き気が出ると言っても理解してもらえず、「サボりたいのだろう」と思われました。

そんなこともあり、体育のある日は登校しようとするだけで不安感を抱いたり家の玄関で吐き気をもよおすようになり、体育のある日は学校を休むようになりました。

今思うと、明らかに不安障害を発症している状況です。しかし、やはり知識のない中学1年生の私は、思い悩むだけでした。

中学生になって最初の中間テストがありました。自分で言うのもおこがましいのですが、勉強はできたので、約200名中トップ5の点数をとりました。

そして、勉強ができるというだけで学級委員に推薦され、多数決で決定してしまったのです。

学級委員は、毎日ホームルームでクラス全員の前で司会をしなくてはなりません。激しい緊張、動悸、震え、吐き気。そして、声が震える、頭が真っ白になるなど、思い返すと、この時点で明らかに社会不安障害と言える症状が出ました。毎日ホームルームがあり、時にはクラスで何か決める際にも司会をしないといけないことに、かなりの苦痛を伴いました。

それからは、登校しようとするだけで大きな不安感や吐き気が出るようになり、中学1年生の後半から不登校になりました。

そうなると、さすがに親も慌てます。国立病院の精神科に連れていかれました。医師の診断は「不安症」。しかし診察した医師は今までの経緯を説明してもよく理解できていないように感じたので、私はその一度しか行きませんでした。

次に連れていかれたのは都立X病院です。主に小児精神科診療を行う精神病院で、都内では有名な病院でした。そこの医師に泣きながら今までの経緯を話しました。

「治したい。学校へ行きたい。辛い」

そこでは、精神テストのようなものを受けさせられました。絵を見て、それが何に見えるか、どう感じるかといった問題に答えたり、絵を描かされたりしました。医師の診断は、最初に「心理性不登校」と、後に「不安症」となりました。

１９９３年の時点で欧米では社会不安障害の調査がされているのに、都立の小児精神科医療を行うそれなりに知名度の高い精神病院でも、当時はその知識のない医師が大勢いる状況でした。

病名を告げられ、精神安定剤を処方されました。これでやっと治る。学校へも復帰できる、そう思いました。しかし、薬を飲んでも治らないのです。

第1章でも書きましたが、社会不安障害はセロトニンが不足し、神経機能がちゃんと機能しておらず、不安がコントロールできなくなっているために起こるとされています。つまり、セロトニンに関与しない精神安定剤を飲むだけでは、改善しない場合もあるのです。

軽度の社会不安障害の場合は改善することもありますが、今なら選択肢として精神安定剤が効かない場合の薬物治療は、「ＳＳＲＩ（選択的セロトニン再取り込み阻害薬、抗うつ薬の一種）」という薬が治療の主流になっています。

ＳＳＲＩは抗うつ薬でもあるのでうつ病の際に処方されることも多く、現在の薬物治療ではSSRIが処方されている場合が大半です。私も服用しています。ただ、SSRIも副作用や精神への影響があるのではないかということで、現在でも海外などで研究が続けられています。

日本だとSSRIの他にも向精神薬を複数処方されるケースが大半で、SSRIも向精神薬もいろいろな種類があり、複数の薬が絡み合って作用しているので、患者にとってSSRIが効くか効かないかも、それによる危険性などの検証も困難という現状があるようです。

SSRIは、私が診察を受けた当時は、まだ日本では認可されていませんでした。

都立X病院で、精神安定剤の投薬とカウンセリングを受けても症状は改善されず、自分は治療方法に疑問を感じて積極的に通わなくなり、母親だけが毎月通うようになりました。

当時の日本の精神科医療では社会不安障害などという病気も広く認知されていませんでしたし、医師の治療も一般的なものが行われていたのだと思います。

父親は病気への理解がなく、メンタルの病気は気合でなんとかしろという人だったので、無理やり学校へ行かせようと制服に着替えさせ、「学校へ行け」と首元を引っ張られることもありました。

そして、中学2年終了時まで、自宅に引きこもり状態になりました。

引きこもっている間は、このまま病気が治らないなら人生終わりだと思い、自分の部屋で手首を切ろうとしたり、首を吊ろうとしたり、自殺をしたいと考えるようになりました。でも、死ぬ勇気もなく死にきれませんでした。

私の場合は病気の症状で不登校になりましたが、いじめや学校に馴染めないなどの理由で現代社会でも不登校になる学生は多いです。不登校になると、親や学校のサポートが必要になりますが、第一に親がどう対応していいかわからずに困惑したり、学校も教師はなんとか学校に来られないかと考えると思いますが、不登校になっている要因を解決しないことには、本人が苦しむだけです。

フリースクールなどもありますが、中学生ぐらいの年齢では社会のことはほぼわかりません。引きこもってしまい、それが長期化するケースも多いです。

フリースクールなどに通えても、その内容によっては中学卒業後の進路が曖昧になってしまうケースもあります。

当時は今と違ってインターネットの情報もなく、途方に暮れていました。

テレビを観ていると、大学卒と高校卒の生涯賃金の違いや、学歴社会の話、名門大学を卒業すれば大手企業に入れて安定した生活を送れるなど、そんな報道が耳に入ってきます。それを聞いて、通信制高校か大検を取ることも考えましたが、名門大学に入るにはある程度のレベルの普通科の高校に行かないと難しいと思い、なんとか中学校に復帰して大学進学を目指そうと決意しました。

勉強に関しては、教科書だけはもらっていたので、国語、英語、数学、社会、理科の5教科を独学で勉強していました。

両親は、私が不登校の中学2年生のときに学校に呼ばれ、校長から、「うちは公立だからって簡単に進級できると思わないでください。転校したらどうですか」「学校がいやで登校しないんじゃないですか」

そう言われたそうです。

病気の診断書を提出しているにもかかわらず、そのような対応です。本当に精神疾患については、世間の理解がなく偏見があるのだなと中学生ながらつくづく感じました。今、そのような対応を学校がとれば問題になると思います。しかし、学校にもよりますが当時はそれがまかりとおっていました。

■中学復帰

中学3年生になりました。普通科の高校に進学するためには内申書が必要だったので、病状は全く改善していませんでしたが、無理やり登校しました。約1年半ぶりの登校は非常に勇気がいりました。不安、緊張、吐き気もひどかったです。復帰登校の日のことは今でも鮮明に覚えています。

同級生がいる中に登校していく勇気はなかったので、まだ誰も登校してこないような早い時間に自分のクラスの教室に行き、一人教室で待っていると、1年生のときのクラスメートの男子が登校してきました。彼はとても驚いた様子で担任を呼びに行き、担任の先生はよく来たなと握手をして、自分の席を教えてくれました。

席に座っているとクラスメートが続々と登校してきましたが、驚いた様子で誰も話しかけてきませんでした。小学校からの同級生で仲の良かった友人もです。

休み時間になりました。廊下を見ると他のクラスの同級生が私のことを見に来て、コソコソとしゃべっています。みんな冷たいし、病気に偏見を持っているなと感じました。

それと同時に私が驚いたのは、同級生の変わりようです。中学生の頃は成長期なので、男子は声変わりをしていたり、身長が伸びていたり、女子も中学1年生の頃の子どもの面影がなくなっています。タイムスリップしたような感覚でした。

そして1日でわかったことがありました、自分が不登校の間にも同級生は学校生活を送っているので、人間関係やグループができてしまっていること、私はどこのグループにも入れずに孤立するということ、そして、スクールカーストで言えば最底辺になるということです。

スクールカーストとは学校における人気格差のようなものです。学生時代を思い出していただくと、学校でグループができていて、容姿が良いとか運動部に入っているとか社交的でコミュニケーション能力の高い学生のグループがあったかと思います。彼らはこのスクールカーストでも上位グループになることが多く、ごく一般的な学生は中堅グループ、友人がいなく孤立している学生は下位グループなどと、学生生活において自然と人気格差ができてしまうことがとても多いです。

学生にとっては学校で過ごす時間や学校での人間関係が生活の大半を占めます。スクールカーストで底辺になってしまったり、周りのクラスメートとの関係を気にするあまり、多大なストレスを与えられます。

このスクールカーストも、学生時代に社会不安障害や他の精神疾患やメンタル的な問題を発症させる大きな要因であり、症状を悪化させる要因のひとつであると私は考えています。

私はスクールカースト最底辺ですが、そこは割り切ってやっていくしかないと思いました。

とにかく内申書をもらうために卒業する。名門大学に入って、一流企業に就職して同級生よりもいい暮らしを送って見返してやるんだと、今思うとテレビの報道などの価値観に縛られていたと思います。

勉強に関しては、中学1年生の後半から独学で勉強していたことから不安もありましたが、それで授業にはしっかり対応できました。体育に関しては学校が一応配慮してくれて、体育の授業中は図書室や教室で自習をさせてもらいました。

そんな形で復帰した中学校でしたが、引きこもっていた間は人との接点がほぼない状態だったので、対人的なことに以前よりも不安を持つようになり、コミュニケーション能力が大きく下がっていました。

クラスでは、一人で孤立して浮いた状況でした。いじめでクラスメートから無視をされて辛いという話をよく聞きますが、私はその気持ちがとても理解できます。

昼休みは、図書室でひたすら本を読んでいました。文化祭、修学旅行、合唱祭、遠足などの行事にも参加しましたが、今思い出しても辛いので詳しいことは書ききれません。

そんな状況であったにもかかわらず、病気を知っている教師は何も力になってくれませんでした。1クラスに40名ほどの生徒がいて、一人一人をケアするだけの教師の数も時間も足りないのが教育現場の現状だと思います。

復帰してからは、体調の悪いときは欠席をしたこともありましたが、とにかくひたすら勉強を頑張って、テストでは学年トップクラスの成績をキープしていました。

■高校受験

進路を決める時期になりました。不登校で精神疾患を持つ私は出席日数が足らず、推薦入試はまず無理でした。

外部の模擬試験を受けて、都立高校に関しては自分の学区のトップ校がA判定、私立校に関しては難関私立高校もAやB判定、名門大学付属高校もAやB判定という結果でした。

母親と担任の教師と私の三者面談が行われました。私は模擬試験の結果も良かったのですが、家庭の経済事情も考え、私立ではなく都立の学区トップの高校に進学したいと思っていました。

志望校を伝えると担任は、学区の中堅高校を勧めてきました。自分もその理由はわかりました。内申点です。

現在は入試制度が変わっているのかもしれませんが、当時の都立高校の場合、当日の試験の点数と内申点の点数を合計して合否判断をします。国語、英語、数学、社会、理科の5教科は、4と5が多かったのですが、問題は音楽、美術、体育、技術家庭の専科です。

体育は出席してないので1。音楽は人前で歌うことが厳しかったので低い成績で、美術、技術家庭も特別得意なわけではないのと、孤立していたためグループで作品を制作する際や作業をする際の評価は低くなります。また、症状が出たときは休みがちだったため、2か3程度だったと記憶しています。

内申点は点数化した場合に専科の方が重視されます。つまり、いくら当日の試験の点数がよくても、内申点が足りなくて落ちるということが想定されるわけです。

その話を聞いて私立に行くことも考えましたが、家庭の経済事情や、もし症状が悪化した場合に中退となってしまうリスクを考慮し、都立高校に行くことを決断しました。

当時は自宅の住所によって、都立高校の学区が分けられていました。私は学区の境目に住んでいたのですが、家から一番近い高校は自転車で10分ほどの、隣の学区にある高校でした。そこは偏差値で見ると中堅の高校だったので、万が一が起きても合格できると見込んで隣接学区枠で受験をすることにしました。

滑り止めの私立高校に関しては、体育恐怖症があったので、都心にあり校庭が狭く体育の授業が厳しくなさそうな学校を選びました。

そして受験を迎えました。滑り止めの私立高校は当日の試験の点数と面接だけなので、試験は特に問題なく、面接の際は社会不安障害の症状で吐き気などが出ましたがなんとか乗り切りました。

いよいよ都立高校の受験です。過去問題集などを解いて、ある程度の点数をとれるだろうことはわかっていました。一番の不安は、試験中に嘔吐などの症状が出て途中でテストを受けられなくなることでした。

しかし、いざ本番では症状は出ず無事に試験を終え、自己採点をしてみると予想以上の高得点。内申点が低くても学区トップの高校に入れる点数だったのです。とてもやりきれない思いになりました。内申点を気にしてトップの高校を選ばなかったことを後悔しました。

受験した都立高校の合格発表の日になりました。自己採点の点数で予測はできていましたが、合格者の受験者番号が貼りだされるので、念のため見に行きました。合格でした。報告のために中学校へ行くと担任に「おめでとう」と言われましたが、私は素直に喜べませんでした。

こうして私の高校受験は終わり、あっという間に卒業式となりました。

■卒業式

皆さんは、中学校の卒業式にどんな思い出がありますか？　私はみじめな思い出しかありません。式が終わると、クラスメートは友人と写真を撮ったり、卒業アルバムの寄せ書きコーナーにメッセージを書きあったり、思い出話をしたりしていました。

孤立していた私は、誰からも声をかけられることもなく、その中をただ一人で自宅へ帰りました。そこにあったのは、やっと病気の辛さから逃げられて、孤独な中学校生活が終わったという安堵の気持ちだけでした。

私は病気の影響で中学の義務教育をまともに受けることができませんでした。

これが私の地獄の中学時代です。

この時点では、私は自分に精神疾患があることは認識しつつも、都立X病院で診断された「不安症」という病気であると思っていて、社会不安障害であるとはわかっていませんでした。

自分が社会不安障害であると判明するのは、これからだいぶ先のことです。

中学の義務教育はここで終わりますが、根本的な問題は解決しないまま高校に進学します。私は幸いにも不登校からは復帰しましたが、復帰できない生徒も、またその後の追跡調査も特にないことが大半ではないでしょうか。大人の引きこもりが多数いると報道されていますが、中学あるいは高校時代から、問題が解決されないままになっているケースも多々あると思います。

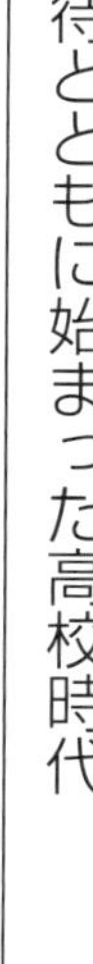

期待とともに始まった高校時代

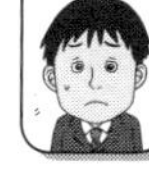

■高校デビュー

１９９９年4月、都立高校の入学式になりました。

精神安定剤を飲んで、自宅から自転車で10分走り、学校へ向かいました。

入学式の前日は不安でいっぱいでした。また症状が出たらどうしよう、学校に馴染めるだろうかなどと考え、一睡もできませんでした。

しかし、それと同時に少しの希望を持っていました。隣接学区枠で入ったため、同じ中学校の同級生は、全く話したこともないおとなしそうな女子が一人だけ。１クラス40名の全8クラスで同級生は３２０人。全校生徒約１０００人。私の中学時代を知っている人はいない環境です。

いわゆる高校デビューができるのではないかと思っていました。イメチェンをして、友達を作って、彼女を作って、行事にも参加して楽しい高校生活を送る。そんな淡い期待を持っていました。

入学式は吹奏学部の演奏で迎えられ体育館で行われました。式を終えて教室へ入り自分の席へ着くと、担任の教師がやってきて、まずは一人一人全員の前で自己紹介をすることになりました。

クラスメートはみんなそれぞれ個性的な自己紹介をします。明るいタイプの子は、面白い自己紹介をして笑いをとったりして、自分の趣味や特技、中学時代の部活の話をする子や、おとなしいタイプで無難な自己紹介をする子などがいました。

社会不安障害の自分はクラス全員の前で自己紹介をするなんて、緊張でパニックになります。自分の順番が回ってくる前にその場を逃げ出したいと思いました。病気の典型的な症状の回避行動です。

それでも順番は回ってきます。頭が真っ白になりました。

私は、緊張しながら震えた声で自分の名前、出身中学、そして最後に「よろしくお願いします」というのが精一杯でした。なんとか切り抜けたという安堵と疲労で汗をびっしょりとかいていました。その後は、オリエンテーションで今後の説明を受け、初日が終わりました。

2日目もオリエンテーションでした。新しい環境になったらまず友達を作ろうというのが、多くの人が自然に抱く考えだと思います。クラスメートは皆それぞれ近くの席の子に話しかけたり、自己紹介で聞いた趣味や共通の話題ができそうな子とコミュニケーションをとったり、同じ中学校出身の子で集まったり、徐々にグループができていきました。しかし、私は初対面の人に話しかけることができません。その日は特に誰とも会話をすることなく1日を終えました。

3日目になり、授業が始まりました。授業といってもそれぞれの担当教科の教師が、高校の授業がどういったものか、今後のスケジュールを説明したり、雑談をしたりするようなものです。

昼休みになり、ここで私は「まずい」と思いました。私の通っていた学校は学食がなく、基本的に持ってきた弁当か、購買部でパンなどを買って教室で食べるスタイルでした。

母親が作ってくれた弁当を自分の席で食べようとして、ふと周りを見渡すと、一人で弁当を食べている子が私を含めて数人しかいなかったのです。

このままだったらまた中学のときのように孤立してしまう。そう思いました。高校デビューどころではありません。

私は、同じように一人で弁当を食べていたある男子に勇気を出して話しかけました。

「よかったら一緒に食べない」

その子はO君という子なのですが、

「いいよ、俺も一人で食べるのいやだったんだ」

と答えてくれました。

弁当を食べながら話していると、彼も隣接学区枠で入学したために同じ中学校の子がおらず、私と同じように人に話しかけることができなかったとのことでした。アニメとゲームが好きらしく、今でいうと秋葉原にいるような、内気ですが優しくて面白い子でした。O君のおかげで、私の高校生活は無事にスタートを切ることができたのです。

翌日も、その次の日も昼休みはO君と一緒に弁当を食べました。そのうちに、

「このままだと俺たちクラスで二人だけになっちゃうよね。明日から二人で、一緒に他のクラスメートにも話しかけてみよう」

という話になり、翌日から行動スタートです。私一人では、できてしまっているグループに話しかけることなんかできません。O君と一緒にとりあえずおとなしそうな雰囲気のグループに話しかけました。

「一緒に弁当食べない」

そこは5人くらいのグループで、こころよく受け入れてくれました。

いろいろと話をしているとその中の一人のS君が中学の頃に吹奏楽部に入っており、トランペットをやっていて高校でも吹奏学部に入部するつもりということでした。ちょうど体験入部の時期だったので、彼に「よかったら一緒に体験入部してみない？」と誘われました。

学生生活において、部活動の重要性は高いと思います。先輩との関係や同じ部活の仲間ができるとても重要なコミュニティです。

楽器未経験なうえに社会不安障害を持つ私は不安でしたが、音楽が好きだったことや入学式での演奏に感動していたこともあり、とりあえず体験入部をしてみることにしました。

吹奏楽部は約40名で、音楽室に行ってみると先輩も穏やかな方が多かったので、体験入部期間を経て正式に入部することにしました。楽器はS君がトランペットだったのでトランペットをやることにしました。

ちなみにO君は意外にも剣道経験者らしく、剣道部に入部しました。

クラスに関してはS君が社交的な性格だったので、彼を通じて他のグループの男子とも徐々に打ち解けることができました。ただ女子とは話すのに緊張してしまい、仲良くなることはできませんでした。

私の入学した高校は校則が厳しくなく、金髪や茶髪にしたり、ピアスを何個も付けている生徒もいました。しかし、何より運が良かったのは、私のクラスメートは髪を染めていたりピアスを開けていて怖そうに見えた子も、性格は穏やかだったことです。いわゆるクラスのボス的な存在がおらず、一体感があり、スクールカーストがないクラスだったのです。

■体育恐怖症が治った？

クラスには問題ありませんでしたが、当然高校にも体育はあります。中学時代のように、毎回見学するわけにはいきません。不安はありました。

対策として入学前から自宅でダンベルを使って筋力トレーニング、スクワットや腹筋、近所でランニングをしていました。幸いにも運動は得意だったので、吐き気さえ出なければ十分対応できるような体作りをしていました。

１回目、２回目の体育の授業は50メートル走や懸垂、走り幅跳びなどの体力テストでした。本当は自己判断でやってはいけないことなのですが、私は精神安定剤をいつもより多く飲み、体育の授業を受けていました。緊張はありつつも、薬の効果か吐き気は出ませんでした。

私は、ほっとして「病気が治ったんだ」と思いました。

しかし、それは大きな間違いだったのです。それに気づくのはもう少し後のことでしたが、社会不安障害に限らず、精神疾患の症状には波があるのです。

■充実した高校生活のスタート、そしてイメチェン

このような形で高校生活のスタートを切り、病気のために中堅高校を選んだので、勉強についていくのも簡単でした。しかし、有名大学に入るために自宅でも参考書を買って勉強をしていました。

吹奏学部の方も、初心者でしたが先輩や同級生が楽譜の読み方、トランペットの基礎から教えてくれたので、充実した部活動生活を送っていました。

だいぶ高校生活にも慣れた5月頃でした。

茶髪でピアスをしたちょっと派手な見た目のクラスメートに「放課後、一緒に買い物に行こうよ」と誘われました。彼は見た目は派手ですが、とても穏やかでフレンドリーな人柄の子でした。

高校の近くの繁華街に行き、彼はドラッグストアで髪を染めるヘアカラー剤を買いました。そして私に「髪を少し茶色くしたら、モテるようになるんじゃない」とアドバイスをしてくれました。

校則的にも問題ないし、恋愛とは無縁の中学生活を送っていたので、その言葉を聞いて私は勧められたカラー剤を買い、家に帰りすぐに髪を茶髪に染めました。

翌日、登校すると一度も話したこともない女子から「髪染めたんだ。かっこいいじゃん」と言われました。クラスでかわいいなと思っていた女子からも「髪の毛いい感じだね」と言われ、クラスメートの男子からも好評でした。

孤独な中学校生活からは想像もできないことで、正直、舞い上がってしまいました。

さらにピアスを開けました。いわゆるイメチェンです。当時の私の姿をみたら、誰も社会不安障害を患っているなんて思わないでしょう。そんな形でイメチェンをした私ですが、特にモテるようになるわけでもなく、普通の高校生活を送っていました。

■突然の告白、初めての彼女

夏休みも終わって9月になり、2学期が始まりました。

9月半ばのある日のことです。帰宅するためにいつものように駐輪場で自転車に乗ろうとしたとき、突然、女の子に呼び止められました。

その子は同じ吹奏楽部のAちゃんでした。同じ吹奏学部でしたが一度も会話をしたこともなかったので何だろうと思っていると、「好きです」と告白されたのです。

正直、驚きました。同じ部活とはいえ一度も話したこともなかったので、なぜだろうと、ただただ驚きました。

吹奏楽部の友達に相談すると、Aちゃんは私のことをかっこいいと思ってくれていたらしく、告白したいと考えていたとのことでした。

自分で言うのも恥ずかしいのですが、イメチェンをしたのと、身長が180センチあったことで垢ぬけた雰囲気にはなっていました。学校で孤立しないようにつくろっていたのですが。

告白を受けて、悩みました。Aちゃんはかわいい子だったのでみんなから人気があったし、私もいい子だなと思っていました。そんな子と精神疾患を患っている自分が付き合っていいのだろうか、彼女を傷つけてしまうようなことにはならないだろうか。

しかし、周りの友人は彼女を作って恋愛をしている人がいて、うらやましい、自分も彼女がほしいという気持ちも正直ありました。悩んだ末、付き合おうと決断しました。

翌日の夜、当時私は携帯電話を持っておらず、彼女が携帯電話を持っているかもわからなかったので彼女の自宅へ電話をかけて、付き合うことになったのです。

初めてのデートは、遊園地に行きました。緊張していたので精神安定剤を飲んで行きました。

その緊張は、初デートだからなのか、社会不安障害の症状なのかは今でもわかりません。遊園地では、ひたすら緊張していてあまり話すことができず、彼女が会話をリードしてくれました。

初デートは、緊張しても失敗がない限り、多くの人にとっていい思い出になると思います。私はとにかく嘔吐などの症状が出ないかが心配で、それどころではありませんでした。


同じ学校の生徒同士で付き合っているカップルは、休み時間に廊下で話をしたり、昼休みは一緒に弁当を食べたりしていましたが、私はそれができませんでした。周りから見られるのが不安で緊張してしまうからです。

彼女にはもっと学校でも話をしたいと言われましたが、私は恥ずかしいからと言って逃げました。社会不安障害の回避行動です。「精神安定剤を飲まないと不安で緊張して話せないんだ」とは言えませんでした。


付き合い始めてすぐに、彼女も私も携帯電話を買いました。そうすると、彼女から携帯に電話がかかってきます。

でも私はその電話に出られないのです。社会不安障害の症状の「電話恐怖」というものです。多くの方には理解できないかもしれませんが、電話が怖いのです。

この電話恐怖という症状に対して、当時の私はそれが病気などと理解できていませんでした。電話を無視するわけにもいかないので、かけ直すときは緊張しながら携帯電話を1時間くらい見つめて、話す内容を頭の中で考えて準備をしてからかけ直し、話すのを苦痛に思いながら電話をしていました。

精神安定剤を飲んで何度かデートをしましたが、やはり緊張は改善されず、手をつなぐのが精一杯でした。手汗だらけの手でしたが。

電話が怖い、デートも緊張がとれない、話すことすら難しい……私は、これ以上付き合っていくのは無理だと思いました。メールで別れてほしいと伝えると、当然ながら彼女は理由を聞いてきましたが、「精神を病んでて薬を飲まないと付き合えないんだ」と言う勇気は当時の私にはありませんでした。

他に好きな人ができたからごめんと、本当のことは言えないままに謝り、彼女はそれに対して「今まで付き合ってくれてありがとう」とメールを送ってくれて、優しい子でした。本当に彼女には悪いことをしたと今でも思っています。

同じ吹奏学部だったので、私がいると気まずいだろうし、部員にも迷惑をかけると思い部活は退部しました。

現代社会ではスマートフォンを持つのが当たり前で、ＬＩＮＥやＳＮＳでコミュニケーションがとれます。社会不安障害でも文字だけのやり取りだと、いくぶんか気持ちが楽です。

ＳＮＳの使い方によってはいじめにつながったり、犯罪や不正な行為に巻き込まれたりするため危険性が訴えられることもありますが、社会不安障害の学生にとっては便利なツールでもあります。

■深く考えていなかった文理選択

病気とは話がそれますが、後にブラック企業で営業として働くことの要因となるので書き記しておきたいと思います。

私の通っていた都立高校は、２年生から文系、理系にクラスが分かれ、授業カリキュラムも文理で異なりました。１年生の秋ごろの面談で担任と話をして、文理選択について「今の成績なら国立大学にもいける可能性もあるから理系はどうか」と言われ、職業についての冊子を渡されました。

当時は安定志向だったので、大手企業に入り働きたいということと、理系の科目は好きではなかったので文系を選ぼうと、自分の将来について漠然と考えました。渡された冊子には、「文系の場合は、企業の総務、人事、経理など事務系の仕事、営業や企画等の仕事がある」と書かれていました。性格や病状から考えて営業は絶対に向いていないけれど、事務系の仕事が合っているかな、という程度の考えです。

社会人経験をお持ちの方はおわかりでしょうが、文系の男性というと多くは営業など対人交渉を必要とする仕事に配属されます。しかし、16歳の私は企業がどういったものかなど全くわかっていませんでした。

大学生活を想像してみると、理系は研究や実験、レポートで忙しく大変だけれど、文系は理系よりも時間にゆとりがあり、サークル活動などのキャンパスライフを過ごすことができる。そんなイメージを持っていました。当時はまだインターネットがそれほど普及していなかったので情報も少なく、私は法律や経済、心理学に興味があったので、安易に文系にすることを決めました。

もしこの本を読んでいる、文系理系選択前や進路選択前の学生がいたらよく考えてほしいです。

明確に将来なりたい職業（医師や教師、コンピュータ関係の仕事、美容師など）が決まっている場合は問題ないと思います。

漠然と企業に勤めることを考えている学生にお伝えしたいのは、実際に社会に出るときには時の流れによって今とは世の中が変わっているということです。新卒の求人倍率や経済状況、様々な業界の変遷、募集職種など自分の思っている以上に変化は激しいです。

私が高校1年生の頃は、携帯電話と言えばＰＨＳや白黒画面のもので、パソコンも自宅にはなく、インターネットがまだそれほど普及していませんでした。現在のように、インターネットやSNSが普及し、スマートフォンを当たり前のように使っているなんて未来は全く想像もできませんでした。

ＩＴ関連の仕事が急増するとはわかりませんでしたし、ブラック企業の存在やうつ病などの精神疾患の患者が大量に増え、心療内科やメンタルクリニックがこんなに増加するとも思いもよりませんでした。

教師も民間企業に勤めたことがない人も多いのでそのあたりの情報は偏ってしまいますし、よくわからないままインターネットやテレビの情報などで安易に進路を決めてしまうと思います。高校での進路指導は教師だけでなく、民間企業の社員や専門家や大学生なども交えて進路指導を行って、夢を与えることも大切ですが、社会の現実を教えた方がいいのではないかと考えています。

■薬を飲むのをやめた

話を高校生活に戻します。

高校1年生の冬ごろには、薬の効果をあまり感じないことと、学校で大きな問題が起きずになんとか過ごしていたこと、それから医師の治療方法に疑問を抱いていたこともあって、薬を飲むことを止めてしまい通院も止めてしまいました。

様々な精神疾患で投薬治療を受けている方にお伝えしたいことがあります。診察を受けている医師や薬が信用できなかったり、副作用が辛かったりしても、勝手に自己判断で急激な断薬はしないでください。

私も病院を転々としていたので気持ちはわかりますが、精神薬を飲んでいるということは、薬によって脳や神経に影響が与えられている状態です。勝手に薬の服用を止めれば、その影響は必ず起きます。症状の悪化や「離脱症状」という薬を止めることによって起きる副作用や体調の不良などです。

私も医師の判断なしに薬を飲むことを止めてしまい、離脱症状が起きてしまいました。薬を止めて、体内から薬の効果が抜けてから数週間後くらいに、自宅にいるだけでものすごい不安感や動悸に襲われました。

専門医の判断なしでの断薬は危険ですので止めてください。

医師が信頼できないのであれば、セカンドオピニオンを受けてみてください。「第2の意見」という言葉通り、主治医以外の医師の診断を通して、自分の病気に関する客観的な意見を聞いてみると、別の解決法が浮かぶこともあります。

クラス替えと新たな症状の発生

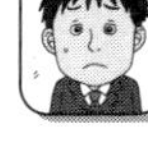

高校2年生になりました。進級にあたってクラス替えがあり、私の通っていた高校は2年生と3年生の2年間が一緒のクラスになります。新しいクラスメートの名前の一覧表を見て愕然としました。

元彼女のAちゃんの名前があったのです。さらに、1年生のクラスメートの男子の名前はなく、知り合いが全くいない状況だったのです。別れた彼女と同じクラス。女子からはどんな目で見られるのだろうか。男子も知り合いが一人もいないという状況で、中学時代のように孤立してしまうのではないかと不安に思いました。

今度のクラスメートはどんな子がいるのだろう。私は、注意深く1週間ほどクラスの様子を観察することにしました。

1年生のときのクラスとは違い、自己主張の強い子が数人いました。彼らはグループとなり、1か月もするとクラス内でいじめが始まりました。そのグループにいる子が、地味でおとなしそうな男子をからかうような言動をとるようになり、ゲームでも楽しむかのようにターゲットを次々と変えていきます。

「あいつのこと無視しようぜ」。そう言って次は、別の男子が無視されるようになりました。私は自分が巻き込まれないように、彼らには関わらないようにしていました。

自分が新たなターゲットにされないことだけをただ願っていました。


そんなクラスで過ごしていたある日のことです。

新たな症状が出ました。授業中に声を出すときの震えと緊張です。教科書を音読する際や教師に指名されて問題に答えるとき、緊張で声が震えるのです。現代文と英語の授業は音読があるので、特に苦痛でした。

自分の順番が回ってくるのが、緊張と不安で怖くて仕方ありませんでした。クラスメートからは、「なんでそんなに声震えて緊張しているの」とも言われました。

人前で発言をする際の過度の緊張、声の震えや声がつまるというのは、社会不安障害の症状として代表的なもののひとつで「スピーチ恐怖」と言われたりします。あがり症の人は緊張するでしょうが、学校の音読程度で過度に緊張することは通常ではあまりないと思います。しかし、重ねて言うようですが当時の私は、その症状は性格の問題で病気だとは思っていませんでした。

もし同じようなことで悩んでいる学生がいたら、あがり症や性格の問題だと思わず、社会不安障害を疑って早めに医療機関を受診してみてください。放置しておくと悪化してしまう可能性があります。一人で悩まずに、できればご家族と一緒に受診されることをおすすめします。その際には社会不安障害の知識のある医師をインターネットなどで探してみてください。

２学期になってから、クラスメートの男子に「中学不登校だったの?」と聞かれました。どこからそんな情報が、と驚きました。精神疾患で行けなかったなどと言えば、ますます偏見を持たれてしまうので、「病気で療養していたんだよ」とだけ答えました。これは私の推測に過ぎませんが、唯一同じ中学校だった同級生の女子がウワサをしていたのではないかと思います。廊下で彼女のグループが私を見ながらコソコソとしゃべっていたのを見かけました。

１年生のときと違って、クラスに仲の良い友人もできず、昼休みが苦痛でした。一人で弁当を食べている子は、私以外にほぼいませんでした。

私の通っていた高校は、３年時は授業が選択制になるため、午後の授業がない３年生は午前で帰る場合もあり、昼休みには校門が開いていました。昼休みにクラスにいるのが苦痛だった私は、自転車で10分の自宅に帰って弁当を食べ、午後の授業に間に合うように戻るという日々を送っていました。毎日の授業での音読やクラスの雰囲気などにより、2年生の間に社会不安障害の症状が悪化しはじめたのです。

■予備校選びの失敗と症状の悪化

そんな2年生の生活を送り、3年生になりました。受験生です。大学進学を目指していたので、某予備校に通うことに決めました。

しかし、この予備校選びが大きな失敗となります。その予備校は学校のような形で、少人数のクラスで授業を行い、皆の前で発言しなくてはいけない形式でした。緊張と苦痛から症状が悪化し、緊張や声の震えだけでなく、下痢や吐き気をもよおすようになり、予備校に通えなくなりました。また学校でも同様の症状が出るようになってしまったため、休みがちになりました。

このままでは中退することになってしまう。その危機感から、また精神科に通わなければと思うに至りました。

今は予備校もインターネット授業が主流になっているところが多く、当時とは様変わりしていると思います。どのような形式の授業が行われているか、それが自分に合っているか、よく確認して選ぶべきでした。

■医者選びの失敗

高校の生活では、かなり大変な思いをしていました。

しかし、家族は家での私しか見ていません。父親は仕事で忙しく、母親には多少悩んでいる状況などを話しましたが、それほど深刻には考えていなかったようです。

これが、学生時代に社会不安障害を発症した場合の問題点です。家族の前で症状が出るという人は多くないでしょう。学校などでの症状を家族に説明しても、普通は知識もない場合が圧倒的です。

「気の持ちよう」「なんとかなるよ」などと言われるだけで、医療機関へ通うという発想に結びつかないことも多いと思います。

そういった状況もあり、私は自分で治療を受ける病院を探すことにしました。

当時はパソコンが家になく、インターネットもそれほど普及していなかったので、タウンページを開いていくつかの精神科や心療内科、メンタルクリニックに電話をかけました。

電話をかけて一番対応がよさそうな病院を選びました。最寄り駅から30分ほどのメンタルクリニックです。初診の予約をして、受診日になりました。

メンタルクリニックは、待合室はきれいで受付の対応も良く、第一印象は良かったことを覚えています。そして診察室へ通されました。

そこには40代の男性医師がいました。私は、今までの経緯、症状などを説明しました。すると医師は、「わかりました。とりあえず薬を出すので飲んでください」と言い、病名を診断されることもなく、あっさりと初診が終わりました。

翌日から、処方された精神安定剤を飲んで高校へ行きましたが、症状は全く改善されません。

2週間後、再び診察に行きました。「何も良くならない」と状況を説明しても、追加で新たな精神安定剤を処方されるだけです。診察時間は5分ほど。服用しても、やはり症状は改善されませんでした。

診察で症状が改善されないと訴え、そのたびに薬を変えてみたり、薬の量を増やしてみたりといった対応が繰り返されました。毎回、診察時間は5分ほどです。高校生の私の話もろくに聞いてくれず、ただ事務的に薬の処方箋を出すだけです。

私は、途方に暮れました。自分の病気は薬では治らないのだな、と。

私の経験から思うに、このような診察を行っている医師は非常に多いです。そんな医師に出会ってしまい、症状も改善せず、3年生のうちは学校を休みがちになり、授業もまともに受けられない状況になってしまいました。

あまりにも症状が辛いので中退しようかと何度も考えました。ただ体調の良いときもあったのでそのときに集中して、自宅で独学で勉強は続けました。

そして、そんな状況で大学受験を迎えることとなったのです。

■大学受験　浪人か、受かった大学へ入学するか？

症状が悪化したことで十分な勉強ができなかったように感じていたので、自分の現在の学力を知るため模擬試験を何度か受けました。

当時の志望としては、「ＭＡＲＣＨ」レベルの大学には行きたいと思っていました。

「ＭＡＲＣＨ」とは関東の有名私立大学5校の頭文字をとったもので、明治大学、青山学院大学、立教大学、中央大学、法政大学のことを言います。関東を中心に全国の大手企業に人材を多く輩出している大学です。

特に明治大学への進学を希望していました。実家から通うのにも便利で、知名度もあり、就職も努力をすればある程度安定した企業に入れると考えていたからです。今になって思えば、当時の社会の常識だと思われていたレールの上をただ走っていく、そんな浅はかな考えだったと思います。

模試の結果は、明治、立教、法政で合格はC判定。滑り止めで受けようと思っていた日本大学、専修大学はBやC判定でした。この結果を見て、現状ではＭＡＲＣＨレベル、特に第1志望の明治大学への進学は難しいと感じました。

相変わらず学校は行くだけで精一杯で、授業は症状が辛く休みがちに。予備校にも通えなかったので、体調の良いときに自宅で必死に勉強をしていましたが、受験直前の最後の模試でも結果は変わりませんでした。

いよいよ願書提出が近づきます。過去問題集をやっていて、「明治大学は当日の問題内容によってはなんとかギリギリ行けるかもしれない」「日本大学、専修大学は症状が出て試験を受けられないなどの状況にならなければ合格ラインだろう」という手ごたえがありました。自分の行きたい学校を受けなければ悔いが残ると思い、明治大学、法政大学、そして日本大学、専修大学を受験しました。

試験当日は、吐き気や腹痛の症状を防ぐため、精神安定剤を多めに飲んで試験を受けました。

結果は、明治大学、法政大学は不合格。しかし、日本大学、専修大学は合格でした。結果を受けて冷静に自己分析をしました。

日本大学、専修大学の両校に合格したのだから、そのレベルの学力には達している。病気で満足に勉強できなかった状態でこの結果だとすると、１年間浪人して再チャレンジすれば、明治大学レベルにも行ける可能性は十分にあるのではないか。

しかし、１年間浪人して勉強しても、試験当日に症状が出て試験を受けられなかったら、今すでに合格している大学にさえも行けないことになる。

浪人するか、このまま進学するか。

手続きギリギリまで迷いましたが、病気で試験が受けられなくなってしまえば全てが無駄になってしまうと考え、専修大学の経済学部へ入学することを決断しました。

吐き気や腹痛などの症状のことを思うと、本当に自分がしたい決断すらできません。

そういったチャンスが病気によって奪われていきました。

受験を終え、あっという間に高校の卒業式になりました。休みがちで出席日数はギリギリでしたが、なんとか高校は卒業することができました。

高校を中退するという可能性は私にも十分ありました。高校中退は仕事を探すうえで確実に不利になります。病気で中退ということは避けられるように、事情がある学生は通信制高校に転校するといった方法以外にも、授業を受けられるシステムがあれば、と思わずにはいられません。

高校を卒業した私は、充実した大学生活を送れることを願い、大学の入学式を待っていました。

人生の岐路に立たされた大学時代

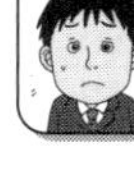

■孤独なキャンパスライフ

2002年4月、日本武道館にて、大学の入学式を迎えました。

中学、高校みたいに孤立した学生生活ではなく、今度こそ充実したキャンパスライフを送るんだ。そんな思いを胸に登校しました。

登校すると、サークルの勧誘活動があちこちで行われていました。私もいくつかのサークルに声をかけられ、新入生歓迎コンパに参加しました。

しかし、孤立していた高校生活ですっかり落ちてしまった社交性や病状の悪化した状態では、コンパのノリには全くついていけませんでした。おとなしそうなサークルにも行ってみましたが、そこでも同級生や先輩とは、緊張して上手くコミュニケーションがとれませんでした。

これでは、サークルに入っても浮いてしまうだけだなと悟り、サークルに入ることは諦めました。

　授業などで徐々に自分に合いそうな友人を作っていけばいい。そう考えていました。

　私が通っていた時代、専修大学の経済学部の1年次は入門ゼミという授業があり、少人数の学生とそこに担当教授がつくという、クラスのような形をとっていました。少人数の英語や第二外国語の授業も基本的にそのクラスで受けます。

　ここでもやはり、社会不安障害の症状に悩まされました。ゼミでの発表や語学の授業での音読で極度の緊張や吐き気の症状が出てしまい、授業に参加できなくなりました。そうして、入学前の希望もむなしく、1か月ほど家で引きこもるようになってしまったのです。

　そんなある日、ゼミの担当教授から自宅へ電話がかかってきました。「どうして大学へ来ないのか」という話でした。私は、「ゼミでの発表や発言で緊張してしまい、吐き気が出てしまう。精神科に通院していて精神安定剤を飲んでいます」と正直に伝えました。

　どう返されるかと思いましたが、教授は「わかった。私のゼミでは発表や発言はしなくていいから、大学へ来なさい。辛いのはわかるけど、今ここであきらめてしまったら後悔することになるんじゃないのか」という言葉をかけてくれたのです。

もし、担当教授のこの電話がなかったら、私は1年生で中退していたと思います。この担当教授は私を気にかけてくれ、電話までしてくれて感謝しています。


電話を受けて、私はゼミの授業にだけ再び通うようになりました。

しかし、復帰すると現実が待っています。入学して1か月も経てば周りはそれぞれ友人を作ったりサークルなどにも入っており、一方で私は友人を作ることもできない状況でした。


そして、ここでもあの問題に直面しました。昼食です。

「便所飯」や「ランチメイト症候群」という言葉を聞いたことはあるでしょうか？一時期、ニュースやワイドショーなどでも取り上げられていて、学校や職場で一緒に食事をする相手がいないことに恥ずかしさや恐怖を覚え、トイレの個室で食事をとったり、昼食を食べなかったりすることです。

私もランチメイト症候群でした。昼食時の学食はとても混雑しているうえに、友人同士やサークルのたまり場になっていて、一人で食事をしている学生はほとんどいません。周りの目が気になって、学食では食事ができませんでした。

トイレで食べるのにはさすがに抵抗があったので、弁当を買って空いている教室や人が少ない大教室などで4年間、一人で食事をしていました。

あくまでも私の考えですが、ランチメイト症候群の方は、社会不安障害の予備軍である可能性があると思われます。

というのも、社会不安障害の症状で「会食恐怖」というものがあります。他人と一緒に食事をする際に、動悸やのどの渇き、吐き気といった体の不調が起きるとか、レストランなど公共の場で他人の目が気になって食事ができず、店に入れないなどの症状が典型的です。

そんな中でもゼミの授業と、発言などを求められない大教室で講義を聴く授業だけは受けていましたが、1年時は単位がほとんど取れず、語学の授業は2年時に再履修をしてなんとか単位を取得しました。2年時以降も、必須ではなかったのでゼミには入らず、基本的に大教室で講義を聴いてレポートや試験を受ければ単位が取れるという授業を履修して単位を取得していきました。

ただ、メンタルクリニックについては不信感がぬぐえず、通院も止めてしまいました。

■唯一の憩いの場

孤独なキャンパスライフでしたが、唯一の憩いの場がありました。大学の図書館とジムです。

大学の授業は日によって空き時間ができることがあり、人によってはサークルの部室に行ったり、友人と学食で会話を楽しんでいたりします。

私の行く場所は、図書館とジムでした。大学の図書館には、パーテーションで仕切られたＡＶルームがあり、映画などのＤＶＤを自由に観ることができました。空き時間になると、そこで映画を観たり、読書をしていました。そこが誰にも見られず自由に趣味を楽しめる唯一の空間でした。

また、大学のジムは学生であれば低料金で自由に利用できたので、授業が終わって帰る前に、ジムに行って体を鍛えていました。

専修大学はスポーツに力を入れていたので、ジムには最新のマシンが揃えてあり、一般のスポーツジムに行くよりコストパフォーマンスも良かったです。

アスリートとして活躍した卒業生には、元ニューヨークヤンキース、広島カープの黒田博樹投手をはじめとしたプロ野球選手や、ボクシング世界チャンピオンの山中慎介選手、他にもプロサッカー選手やバスケットボール選手、プロレスラー、オリンピック選手など多数います。

■辛くても、やめるわけにはいかない

そんな憩いの場がありましたが、孤独なキャンパスライフは、想像以上に辛いです。友人がいないので人との接点がありません。誰とも会話のない1日が当たり前でした。他の学生が友人と楽しそうに会話をしているのを眺めていると、何度となくやり切れない思いになりました。

友人がいれば、テスト前などにノートやプリントの貸し借りができます。そのためアルバイトや遊びなどで授業を休むこともできますし、わからないところを聞いたりできます。

私は授業を休んでしまうと、プリントやテスト、レポートについてなどの重要な伝達事項や情報が全く入手できない状況になってしまうので休むことはできません。わからないことがあっても聞くことができる人が誰もいないのです。よほど体調が悪くない限りは休まずに大学へ通っていました。

中退しようかと考えたことは何度もありました。しかし、それでは今までの苦労が全て無駄になってしまう。就職にも不利になってしまう。その一心だけで、なんとかモチベーションを保って通学していました。

友人はほしいけれど、初対面の人に話しかけられない。また、友人になってくれる人がいたとしても、その友人付き合いが苦痛で一人でいるのが楽だといって孤立している社会不安障害の学生は多いでしょう。

■初めてのアルバイト

大学には実家から通学していたので、家賃や生活費はかかりませんでした。友人がいなかったので、遊びや旅行に行ったり、コンパをするなど、ごく普通の大学生が必要とするような交際費もかかりません。

しかし、ほとんど使いはしなくても携帯電話の通信料や食事代、趣味の本やマンガ、ＣＤの購入など多少のお小遣いが必要になります。

大学では友人もできないので、アルバイト先で友人を作ろう、社会勉強のためにも働かなくてはと思い、大学1年生のときにアルバイトを探しました。

しかし、社会不安障害を患っている人にとっては、このアルバイト探しも大変なのです。

授業を休めないので、夜か休日勤務であることが第一条件でした。大学生の定番のアルバイトである飲食店やコンビニ、接客関連のサービス業など、シフト制のアルバイトの募集は多いのですが、私はそのような接客系やサービス業の仕事はできません。工場や倉庫作業など、なるべく人と接しない仕事はないかと毎週求人誌をチェックしていました。現在と違って日雇い派遣などもあまり多くありませんでした。

しかし、都内だと工場や倉庫などの仕事はあまりなく、あったとしても授業と重なってしまうようなシフトのものばかりでした。また、応募の電話をするだけでも異常なほど不安感を抱きます。

求人誌をチェックしていると、都内の某スポーツスタジアムでの求人がありました。仕事内容は、Jリーグやスポーツの試合、コンサートなどのイベントでのチケットチェックや場内警備、お客様の案内です。イベントや試合があるのは基本的に土日祝日や平日の夜ですから、これなら授業も休まなくてすむ、これしかないと思い、応募して面接を受け、晴れて勤務することになりました。面接といっても仕事内容の説明と、どの程度出勤できるかなど簡単なもので、大学生ならほぼ採用されるような形だったので、緊張しながら臨みましたが採用となりました。

実際に働いてみると、多少接客の要素はあるのですが、基本的にはチケットをもぎったり、チケットチェックをして席案内をしたり、配置場所で警備をするだけなので、なんとかできる内容でした。そのアルバイトは2年ほど続けました。

ただ、働いている人数が多く、配置場所も毎回変更になるので、顔見知りはできても友人はできませんでした。

そして二十歳になりました。成人式の案内状が来ましたが、私は成人式には出席しませんでした。小中学校時代の同級生に会うのがいやだったからです。

孤立していたので、誰も私に関心は持たないでしょう。しかし、そんな孤立した状況で成人式の会場に行って、皆がなつかしそうに楽しく会話をしている状況を想像すると、私は余計に落ち込むだけだと思い参加しませんでした。

親からは成人式に出ないのはおかしいと言われましたが、理解されないと思ったので気にしませんでした。

二十歳になってしたこと、それは自動車免許の取得だけです。社会不安障害の症状で教習では緊張、パニック、路上教習で車酔いでもないのに吐き気が出たりの連続でしたが、なんとか免許は取得することができました。

■いざ、就職活動

大学3年生の秋になり、就職活動を始める時期になりました。

私は、孤独な大学生活を送っていたので、就職活動に関して相談できる友人や先輩はいません。親も普通のサラリーマンですから、コネ、人脈も全くなく、自分の力のみで就職活動を行うしかありません。

情報収集手段はインターネット、本、大学の就職課の3つのみ。さらに精神疾患というハンデキャップを抱えている。普通の学生でさえ就職活動は大変だというのに、こんな状況でやっていけるのか不安で仕方がありませんでした。

精神疾患の持病がありますと正直に言って採用してくれるほど企業は甘くないのはわかっていましたから、とりあえず、病気を隠してできそうな仕事を探すしかないと漠然と考えて就職活動に臨みました。

大学の就職課に相談に行くと、まずは「自己分析」を第一に行うことだとアドバイスされます。インターネットや本でも同様のことが書かれていました。「自己分析」。自分がどんな人間で、どんなＰＲポイントがあるのか、どんな仕事をしていきたいのか、将来の人生プランなどを考えることです。

私は、孤独な大学生活を送る中でいやになるほど自分と向き合ってきて、自己分析は十分できていました。自分は精神疾患で他の学生とは違い大きなハンデキャップを抱えている。サークル活動をしていたわけでもなく、誰でもできるようなアルバイトをしていただけ。友人もおらず、孤独な学生生活を送っていた自分には、自己ＰＲできるようなものは何もありません。

ただ、「ハンデキャップを抱えながらも、誰の力も借りずに一人で今まで道を切り開いてきたこと」。それだけは、周りで楽しそうに遊んでいる学生と比較して、唯一、自分の自信となる部分でした。とはいえ、そんなことを言っても企業の求める人材とは大きくかけ離れていることも重々承知していました。

映画や本が好きだったこともあって、映画業界や出版業界への就職を本当は希望していたのですが、そうした人気業界に就職するにはそれなりの名門大学を出るか、これといった自己ＰＲを持っているかでなければ厳しいこともわかっていました。他の業界の大手企業も同様です。

とにかく採用してもらえそうな、競争率の低い中小企業を狙って応募していく方針にしました。

経済学部の私は技術系の職種には応募ができないので、文系の総合職、特に管理系の職種に就きたいと思っていました。病気でも管理系の仕事なら営業などと違ってなんとかできるのではないかという漠然とした考えからです。

文系だと業界にもよりますが、経理、人事、総務などの管理系の仕事と、営業、企画などの仕事がある。私はそのくらいの認識しか持っていませんでした。

ですから、そこで愕然としました。求人サイトを見ると多くの企業が営業や接客サービス業系の職を募集しているのです。総合職という形で管理系職種を含めて募集している場合もありますが、あくまでも「総合職採用」で、どこの部署に配属されるかわからないという求人ばかりでした。

リサーチ不足と思われるかもしれませんが、大学生活を送るのに精一杯で、他の学生や先輩との交流もなく、今ほどインターネット上の情報も多くない状況で、私の就職活動における知識はその程度のものだったのです。

営業や接客サービス業なんて、社会不安障害の私には絶対に向いていない職種です。

新卒の求人は山ほどあるのに、私に向いていそうな職種はほんの一握り。

いったい自分は何のために苦労して大学に入ったのだろうと後悔しました。この現実を知っていれば、大学には進学せずに専門学校などで技術を身に付けて就職するとか、大学も専門的な技術系の学部を選ぶとか、もしくは、高校卒業の段階で職人のような仕事に就くという選択肢もあったはずです。

しかし、過去に戻って人生の選択をやり直すことはできません。公務員試験や資格試験を受けようかとも考えましたが、公務員や就職につながるような資格試験は難関のものばかりです。今から勉強を始めても遅い。もし合格しなければせっかくの新卒就職のチャンスを逃してしまう。

葛藤の末、民間企業に就職するしかないと思いました。数少ない営業や接客サービス業ではない職種にエントリーをしました。それと同時に、保険として、自分には向いていない営業職や文系総合職にもエントリーをすることにしました。

近年、就職情報をやり取りする学生サイトの書き込みやＳＮＳを見ていると、自分は社会不安障害だと書き込みをしている学生が非常に多いように見受けられます。はっきりと診断をされていなくても、就職活動で同様の症状があり、心療内科などで精神安定剤をもらって就職活動をしているという学生も数多くいます。自分が病気であるということは、親にも言えないという人もいます。

精神疾患や心療内科などに対する偏見や差別意識がある今の社会では、家族にすら病気のことを言えないのです。私は中学生のときに親に精神病院に連れていかれましたが、健康な人がある程度の年齢になって精神疾患の診断を受けると、それを受け入れることが難しいと思います。社会にある病気に対する偏見や差別意識から自分がそんな病気になってしまったのかという意識に心理的に陥る傾向が強いです。

それは患者の家族にも言えることで、家族でも簡単に受け入れられないものです。

■就職説明会、筆記試験、面接、そして卒業

就職活動の第一歩として、情報収集のため合同説明会に参加することにしました。ホールなどを貸し切って、様々な企業がブースを設けて自社の説明を行ったり、話を聞いた後に、社員の方に質問ができたりするような、誰でも気軽に参加できる説明会です。

その会社に入りたい、興味があるという学生はブースでも前の方の席に座りますが、

私は、緊張と不安でいっぱいだったので、目立たないように後ろの方の席で話を聞いていました。質問タイムになると、他の学生は積極的に様々な質問をします。その様子を眺めながら、こういう積極的で熱心な学生と就職活動で争っていかなくてはいけないのかと自信を失いました。

様々な業界のブースを回りましたが、私は質問をすることはなく、ただ話をよく聞いていました。すると、共通する言葉が出てきます。「コミュニケーション能力」です。「当社が求める人材はコミュニケーション能力がある学生です」こんな言葉をたくさん聞きました。「コミュニケーション能力」とは何だろう？　学生時代の私は、社交的で誰とでも気さくに話せる能力のことだと考えていました。

しかし、後に企業で働くことになってわかりますが、実際に企業で働く上でのコミュニケーション能力は学生の考えているものとは違います。

社交的ではなくても、コミュニケーション能力の高い人はかなりいますし、私自身も、学校では孤立していて決して社交的ではありませんが、コミュニケーション能力はあったのです。

とはいえ未来のことがわかるはずもなく、私は「コミュニケーション能力」の定義がいったい何なのか、誰でもいいから教えてほしいと思うばかりでした。

本格的な就職活動が始まりました。

基本的な企業の就職活動は、「就活サイトや企業のホームページからエントリーをする」→「セミナーや説明会に参加」→「エントリーシートや履歴書の提出」→「筆記試験、WEB試験、企業が行う独自試験の受験」→「グループディスカッションやグループ面接」→「個別面接」→「最終面接」→「内定」という流れです。もちろん企業によって内容は異なりますが、面接を避けて通ることはまずできません。

私は、大手企業や人気企業を受けていなかったので、エントリーシートや筆記試験で落ちるということはそんなにありませんでした。

問題は、グループディスカッションとグループ面接です。私はグループディスカッションのある企業は受けることができませんでした。その場に行っても極度の緊張、吐き気で発言などできないことはわかっていたからです。受かりもしないグループディスカッションに行っても、精神的な疲労を伴うだけで成果は得られないだろうと判断しました。

せっかく筆記試験まで通った企業を、自ら辞退してしまう。社会不安障害における回避行動です。チャンスを自ら棒に振ってしまう非常にもったいない行動です。でも、病気の自分にはとても対応しきれる状況ではなく、仕方がないことでした。

しかし、逃げてばかりもいられないので、グループ面接には参加しました。聞かれることは自己紹介と自己ＰＲ、志望動機など、どの企業も大体同じです。自己ＰＲできることのなかった私は、スポーツスタジアムでしていた誰でもできるアルバイトをさも大変な仕事のように説明し、「社員に認められてバイトのチーフを任され、後輩の指導にも携わっていた」とストーリーを作りあげ話をしていました。ただ、グループ面接を受けるのにも苦痛を伴わない日はありませんでした。

３日ほど前から不安と緊張。当日は吐き気をもよおし、ギリギリまでトイレにこもって待機。面接官の前で暗記してきたことをなるべく声の震えないように、緊張しているのを悟られないように精一杯答えました。他の学生がどんなことを話しているかなど頭に入ってきません。

グループ面接でも時々イレギュラーな質問をされることがありました。「会社に入ってやりたいことは？」「将来のビジョンは？」などです。

営業なんてやりたくはありませんでしたが、他の学生が営業として頑張っていきたいなどと言うと、自分もそう言わないわけにはいきません。

「御社に貢献できるように、営業として頑張っていきたい」

自分の本心とは全く違う回答をしていました。

そんな面接を何社も受けました。

グループ面接で落ちる場合が大半でしたが、2次の個別面接に進める企業もいくつかありました。個別面接の段階になると企業側もある程度ふるいにかけて、絞り込んだ学生だけが残っています。面接時間も長くなり、質問内容などもより深いことを聞いてくるようになります。

鋭い眼光の面接官が複数いる前に行くだけで、頭が真っ白になりました。

激しい緊張、震え、吐き気。

頭が働かず質問の回答はしどろもどろで、声も震えてしまいます。そんな学生を採用してくれるほど企業は甘くありません。夏ごろまで就職活動を続けましたが、最高で2次面接までしか進むことができませんでした。

そして学校が夏休みになると精神的にも限界になり、外に出る気力も起きずに引きこもってしまうようになりました。

どうして面接であんなに緊張してしまうのだろう。

家に帰って質問の内容を思い出すと的確な回答が頭に浮かんでくるのに、どうしてあのときにこれが言えないのだろう。

どうして精神的にフラットな状況で面接に臨めないのだろう。

どうすることもできず、ひたすら思い悩んでいました。

夏休みも終わり、このままじゃダメだと、再びいくつかの企業にエントリーをしました。しかし、秋になるともう企業も内定者が決まってしまっていて、求人数も大きく減っていきます。いくつかの企業に応募して面接を受けましたが、状況は変わらず、内定のないまま大学の最後の試験の日になってしまいました。

就職浪人しようか。そんなことが頭をよぎりました。試験をクリアできれば卒業できるだけの単位はもうとれていたけれど、あえて1科目だけ試験を受けずに単位を落として、留年して再度就職活動をする。そうしようか。

けれど、そんなことをしても状況は何も変わらないことは自分でわかっていました。経済的にも親に迷惑をかけてしまうし、留年せずとりあえず卒業をすることを選択しました。

卒業式は、入学式と同じ日本武道館で行われました。

大半が友人と一緒に卒業式に出席していて、式が終わった後も写真をとったり、サークルに入っている学生は後輩に送り出されたりしていました。

私はその中をただ、この先自分はどうなってしまうのだろうという不安の中、一人で帰っていきました。

4年前に夢見た、充実したキャンパスライフ。そんなものは幻想だった。自分の18歳から22歳の貴重な4年間は何だったんだろうと、涙が止まりませんでした。

両親も病気のことはわかっていましたが、今まで通りなんとかなるだろうと思っていたらしく、進路に関しても特に何も言ってきませんでした。

しかし、大学を卒業し無職になったことで、多少ことの重大さに気が付いたようです。

病名にたどり着いたフリーター時代

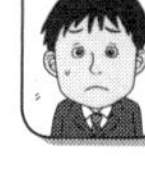

■時給720円のバイト

大学を卒業して私は無職になりました。

とにかくアルバイトでもいいから、仕事を探さなくてはいけない。それと同時に、今までと同じことをしていても何も変わらない。あえて自分の苦手なことをやってみようと思いました。荒療治です。

そう決心した私は、あえて接客のアルバイトを探しました。見つけたのはレンタルビデオ店の店員です。映画も好きだし、接客といってもレジ対応ぐらいはできるだろうと思ったからです。

面接に受かり、勤務初日を迎えました。レジを担当することになって、レジの操作方法を教えてもらい、お客さんが来ました。

緊張で頭が真っ白になりました。教えてもらったことが全くできません。

先輩に補助をしてもらいながら、何組かの対応をしましたが、その様子を見ていた先輩から、「レジはいいから、返却されたＤＶＤを棚に戻す作業をお願いできるかな」と指示されました。その先輩は、自分よりも年下の大学生です。

自分の不甲斐なさに失望しました。何でこんな簡単なレジ対応すら緊張してできないのだろう。自分は社会不適合者じゃないか。

なぜ。なぜ。なぜ。

レンタルビデオ店のアルバイトはその日限りで辞めました。


新たなアルバイトを探しました。

やはり接客系ではないアルバイトがいい。飲食店のアルバイトの中から、キッチンのスタッフに応募して採用されました。接客ではないから問題ないだろうとの考えからです。

しかし、実際に働いてみると不安と緊張が襲ってきます。初対面の人とのコミュニケーションにも緊張を伴うので、仕事が上手くできませんでした。キッチンスタッフといっても、特に複雑な調理も必要なくマニュアル通りにやればいいことで、高校生でもできる仕事です。

でも、緊張や不安感が出てしまったり、周りの同僚から見られている中で作業をするということが、私にはできませんでした。

このアルバイトも短期間で辞めることになってしまいました。

自分の状況でもできるアルバイトはないだろうかと求人誌を見ていると、東京ドームで場内警備、係員のアルバイトを募集していました。

大学時代にスポーツスタジアムでアルバイトをしていたので、仕事には慣れています。

求人誌をよく見ると交通費が出ず、時給に換算すると７２０円という給与です。大学を卒業して時給７２０円のアルバイト。自分の人生これでいいのかと思いましたが、無職でいるわけにもいきません。

プロ野球の時期で人手が足りないようだったのですぐに採用されました。仕事内容は、大学時代のアルバイトの場所が東京ドームに変わっただけという感じでした。

しかし、病気は全く改善されていませんでした。

初日に、緊張しながら東京ドームへ向かい、通路でチケットチェックをするように指示を受けました。ただチケットをチェックして、入場していいエリアのお客さんかを確認するだけの作業です。大学時代に同じ職種のアルバイトをしていたので大丈夫だろうと思っていました。

しかし、いざその場に配置されると不安で仕方がないのです。お客さんから何かイレギュラーなことを質問されたらどうしよう、不安が次から次へと頭をよぎりました。そして吐き気に襲われトイレに駆け込み嘔吐してしまいました。嘔吐するとなんとか症状が治まり、その日は無事に1日を終えました。

次回の勤務でも、やはり緊張感は抜けません。それでも、他のアルバイトを探す気力もなく、時給720円のアルバイトをしていることにやるせなさも募りつつ、働き続けました。

社会不安障害の患者にとっては、アルバイトをするということも大変なのです。

■運命の冊子との出会い

東京ドームでのアルバイトを続けていたある日のことです。母親が1冊の冊子を持ってきました。

表紙に書かれていたのは、「社会不安障害」という言葉でした。

「社会不安障害？」

初めて聞く言葉でした。

当時、私の母親は体調を崩していて某大学病院に通院していたのですが、待ち時間にロビーに置いてある冊子の中から、たまたまその社会不安障害という冊子を手に取り読んでみたとのことでした。

中には、社会不安障害という病気の概要と、症状などが説明してありました。

それを読んで驚きました。自分が長年苦しめられてきた症状と、見事に合致するのです。さらに、治療法の欄に、今は新しい薬が出てきていてそれを飲むと症状が改善すると書いてありました。

自分の精神疾患は中学生の頃に診断された、ただの不安症ではなく、社会不安障害という病気なのか？　この新しい薬を飲んで治るなら治療したい。どう考えても自分は社会不安障害だ。

一筋の光が見えました。

早速インターネットで情報を調べてみました。今までいくつか精神科やメンタルクリニックに行っても適切な治療を受けられなかったけれど、この新しい薬を飲めば症状が改善されるかもしれない。

翌日、インターネットで調べた心療内科の予約を取り、冊子を持って初診を受けました。医師に症状を説明し、冊子を見せました。

医師の反応は予想外のものでした。

「うちでは治療することができません。他の病院を当たってください」

なぜ？

どうやらその医師は社会不安障害に関する知識がないようでした。

インターネットでもっと治療のできるきちんとした医師を探そう。次に予約を取ったメンタルクリニックは、ホームページの治療内容に「社会不安障害」と書いてありました。ここなら大丈夫だろうという思いで、初診を受けました。

「社会不安障害だと思われます。当院では薬物治療とセラピーを受けていただくことになります」

セラピー？

「薬で治るのではないのですか？」

「社会不安障害は薬だけでは治らないんです。セラピーを受けてください。セラピーは保険適用外で、初回は３０００円ですが2回目からは1万円かかります」

正直なところ、怪しい、胡散臭い、儲け主義の医師ではないかと思いました。ただ、他に頼るところもないし、初回のセラピーだけは受けてみることにしました。

セラピーは、資格を持っているのかもよくわからないセラピストによって行われました。

いくつかの写真を見せられて、

「この写真の人はどんな気分でいると思いますか？」

「落ち込んでいると悪い姿勢になってしまうんです。私と同じポーズをとりながら今の感情を教えてください」

など、いろいろなことが30分ほどかけて行われました。

「薬とこのセラピーを受ければあなたの病気は良くなりますよ」といったことを言われましたが、あまりにも胡散臭いとしか思えません。私はセラピストに聞いてみました。

「セラピーは何回ぐらい受ければ良くなるんですか？」

「個人差があるのでなんとも言えませんが、10回程度ですかね」

10回も受ければ10万円です。治る保証も何もないこの医師とセラピストは信用できない。それに、10万円もの費用は捻出できません。その1回のみで通院は止めました。

また別のメンタルクリニックに行きましたが、医師は「あなたのような患者を治療した経験がないけれど、治療をしてみます」と言って薬を処方されました。薬を飲んでも症状は改善されませんでした。

どうしてこんなに知識のない医師や、怪しげな病院がたくさんあるのだろう。

大学病院に行こうかと思いましたが、待ち時間も長く一人一人の患者の診察にそんなに時間をかけていないということをインターネットで見ていたので、きちんと話を聞いてくれるそんな医師はいないのかなと思いました。


次に予約を取ったメンタルクリニックは、ホームページは簡素な作りでしたが、医師のプロフィールに某有名大学病院の精神科の医局長を経て開業、現在も大学病院でも診察をしていると記載があり、大学病院のホームページを見ると専門領域に不安障害と記載されていました。

ここなら信頼できるのではないか、大学病院とも連携が取れていて安心して治療を受けられるのではないかと期待を抱き、初診を受けました。

今までの経緯をすべて話すと時間が足りないと思ったので、前日にパソコンで要点を書いた紙を持参して行きました。

診察室にいたのは、40代ほどの男性医師です。私は紙を渡し、それを見せながら今までの経緯を説明しました。

「あなたは、社会不安障害だと思われます。薬を飲めば症状は改善していくと思いますよ」

医師は、そう言ってくれました。救われた気分でした。

「軽度の社会不安障害の場合は精神安定剤だけを処方するのですが、あなたの場合は軽度ではないと思いますので、精神安定剤とＳＳＲＩという薬を出します。この薬は副作用で吐き気や胃の不快感や眠気などが出る場合があるので、服用して２週間後にまた診察に来てください」

そう締めくくられて診察室を出てから時計を見ると、50分ほどの時間が経っていました。今までの医師は、初診でも長くて30分ほどです。

少々ドライな感じのしゃべり方をする医師でしたが、きちんと話を聞いてくれて薬の処方をしてくれていると感じました。

ここまで書いてきたように、精神疾患を診察してくれる病院についてはいろいろと問題があります。

私が足を運んだメンタルクリニックだけではありませんが、開業しているメンタルクリニックや心療内科では、薬の副作用や依存性などの詳しい説明がほとんどないのが当たり前です。必要のない薬を多剤処方するケースもありますし、誤診も多々あります。

処方箋をもらって薬局で薬をもらう際にも、簡単な薬の説明と紙をもらうだけで薬剤師から詳しい説明もないことが多いです。ほとんどの薬には飲むことによるリスクもあります。

精神科医療の現場では、インフォームドコンセントがきちんと機能していない場合が多いように思います。

■薬の服用開始

診察を受け、その日から薬を飲み始めました。

精神安定剤は1日2回、ＳＳＲＩは夜に服用するように言われていたので、指示通りに服用しました。胃の不快感と吐き気の副作用が出て、２週間後の再診の際にそのことを伝えると、副作用を抑える薬を処方してくれました。

医師からも言われていたのですが、薬の効果はすぐには出ず、1か月から2か月くらいかかります。薬を服用しながら東京ドームのアルバイトを続けて、1か月ほどすると効果を感じるようになりました。

あれだけ緊張して勤務していたのが、嘘のようにリラックスして平常な状態で勤務できるようになったのです。接客するときにも緊張が出ないのです。

薬の効果はすごいと正直に思いました。長年の苦しみからやっと解放されたんだ、と。ただ薬の副作用で、口渇（こうかつ）といって口が異常に渇く状態になってしまいました。

次の診察の際に医師にそのことを伝えました。

「薬が効いてきたみたいで良かったです。でも油断しないでください。まだ薬を飲んで1か月です。病気には波があるし、薬を急に止めてしまったりしたらまた症状が悪くなることもあるので」

この際にも依存性など詳しい説明はありませんでした。

その話を聞いてしばらくは、薬を服用しながらアルバイトを続けていました。東京ドームのアルバイトは、プロ野球が終わってしまうとイベントがない限りは仕事がありません。冬にはデパートでセール準備のアルバイトをしたり、印刷関連のアルバイトをして春を迎えました。

■再びの就職活動

大学を卒業してから1年。薬を飲みながらフリーター生活をしていたのですが、症状も安定していたので、正社員として働きたいという意欲がわいてきました。

医師に相談すると、「今の状態なら問題ないでしょう」ということだったので、再び就職活動を行うことになりました。

ハローワークに行って求人を見てみましたが、条件の悪いものや経験者を求めているものが多かったです。当時は第二新卒という言葉が転職活動界隈で話題になっていた頃で、新卒で入社した会社を短期間で辞めてしまったり、新卒で就職できずに既卒になってしまった若い世代の労働者を求める企業が増えていました。

転職サイトを見ると第二新卒、既卒者歓迎などという求人がかなりありました。しかし、現実は厳しかったです。

新卒で就職して1年や2年の職歴があればまだいいのですが、私は既卒で職歴はアルバイトのみ。書類選考でほとんどの企業から不採用の通知が届きます。

面接に呼ばれても、「なぜ新卒で就職しなかったのか？」ということを必ず聞かれて、どこにも新卒で決まらなかった人材という認識をされているようです。日本の新卒主義社会を身をもって痛感して、新卒を逃すと就職先がほぼないということが現実としてわかりました。

社会不安障害という病気で就職できなかったと言っても、まず理解されることはないとわかっていましたし、精神疾患を患っている人材を採用するほど企業は甘くありません。病気を隠して、「希望する業界に内定がもらえなかったので、アルバイトをしていました」と言っても、相手にしてもらえませんでした。

また、求人の大半は経験者を求めているので、未経験の場合は応募できる職種が限られました。営業職か、接客などのサービス業です。

自分には向いていないが、仕事を選べる立場ではない。薬も効いているし今なら営業職でもできるのではないか。そう思い営業職の求人にも応募するようにしました。

そして、書類選考を通過し面接に呼ばれた会社がありました。

都内にある社員30名ほどの映像機器や音響機器の販売、そういった機器の設置工事を行っている会社の営業です。応募したきっかけは、東京ドームでアルバイトをしているときにコンサートを見て、映像機器や音響の演出に興味を持ったことと、取引先も誰もが知っている大手企業などが多く、ビジネススキルを磨けると思ったからです。

1次面接は社長の息子の営業部長が面接を行いました。既卒のことなど、突っ込んだことは聞かれずに志望動機や、簡単な質問だけで合格。

最終面接は、社長と営業部長の二人でした。この最終面接は意思確認という形だけのものであっさりと内定が出ました。

後に聞いた話ですが、当時は若い20代の人材を求めていたらしく、なぜか営業部長が私に好印象を持って採用したとのことでした。内定をもらい、嬉しさと同時に不安もありました。

薬で社会不安障害の症状は治まってはいるものの、営業となれば商談やプレゼンなど、苦手とする状況に頻繁に直面することになるからです。

しかし、このまま就職活動を続けてどこにも内定をもらえなかったら。そう考えると、この会社に入社するしかないと決断しました。

第3章

山あり谷ありの社会人生活

初めての会社はブラック企業

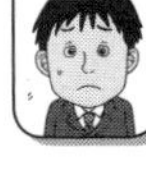

２００７年8月1日、入社日を迎えました。私はやはり、１週間ほど前から不安で仕方ありませんでした。自分は社会人としてやっていけるのか、社会不安障害の症状は出ないだろうか……。

今回の採用は私を含めて2名でした。もう一人は、別の会社で社会人経験のある年上の20代男性です。

初日、オフィスに入り朝礼のときに社員の前で自己紹介をするように言われました。緊張はありましたが、薬の効果でしょう。声も震えることもなく、頭が真っ白になることもなく、短い挨拶でしたが、無事に自己紹介をすることができました。

たかが初日の自己紹介だと、病気でない方はそう思われるかもしれません。しかし、私にとってはこれが第一関門でした。自分の病状がどうなっているのかがわかる目安だったからです。

その後、営業部の直属の上司で、教育係となるSさんを紹介されました。30代半ばで役職は係長でした。

このSさんが人としても仕事においても優れた方で、私は無事に社会人生活のスタートを切ることとなりました。

初日は、同期入社のもう一人の社員と一緒に、営業部長から会社の概要についていろいろと説明を受けました。どんな製品を扱っていて、どんな取引先があるのかといったことです。

映像機器や音響機器の販売、そういった機器の設置工事を行っている会社といってもイメージがあまりわかないと思いますが、学校の教室や、企業の会議室・ホールなどで使用するスクリーンやモニター、スピーカー、マイクなどを販売して、設置工事や電気工事なども行う会社です。

営業の人数も多くなかったので、エンドユーザー（学校や企業）から直接案件をとってくるわけではなく、エンドユーザーと直接やり取りをしている有名企業や映像システム会社に対して営業を行い、そういった企業から案件をもらって商品の販売や工事を行うという業務内容でした。簡単に言うと、有名企業や映像システム会社の下請け企業です。

私に社会人経験がないことは会社もわかっていたので、2日目には外部のビジネスマナー研修を受けました。大手企業なら新入社員は研修などいろいろと受けることができるかもしれませんが、零細中小企業ではそういった研修はありませんでした。

翌日からは、いよいよ仕事開始です。

基本的に上司のSさんに同行して仕事を覚えていくことになりました。営業先に同行して商談方法を学んだり、工事があれば現場へ行き、商品を車に積んで持って行ったり、職人さんと一緒に作業をしたり、そんな慌ただしい日々が始まりました。

社会不安障害の症状はどうかというと、初対面の取引先の方と商談をするときや新人の仕事である電話対応などでは、やはり緊張や恐怖感がありました。

しかし、薬の効果なのか激しい動悸や頭が真っ白になってしまうこと、吐き気といった症状は出ませんでした。

また、医師の治療方針として言われていたことが、「薬で症状が抑えられているので、そういった苦手とする場面にも逃げずに対応して、成功体験を積み自信をつけていくことにより、徐々に社会不安障害から回復していくように持っていく」ということでした。

それを聞いていたので、苦手とする電話対応や商談などにも、緊張しながら取り組んでいました。

ただ、今思うと問題がありました。車の運転です。薬の副作用で眠気が生じたり集中力がなくなることがあるので、薬局では簡単な薬の説明書に運転などは控えるようにと記載してありました。

てんかんの病気による交通事故などが報道されますが、精神疾患患者が向精神薬を飲んでいても仕事や生活の上で運転をしなければいけない状況は発生します。今は道路交通法が改正されて、そのような病気の人が事故を起こした場合は罪が重くなるようです。しかし、臨床現場では運転が必要な患者に対し、そこまで医師がきちんとアナウンスしていないケースも多々あります。

運転を制限されれば、地方在住者は生活も大変になります。仕事を探すにも運転が必要な職種は多いです。

仕事では、上司のＳさんは私に社会人経験のないことを理解してくれていたので、少々のミスでは激しい叱責を受けることもなく「徐々に慣れていってくれればいいから」と、基本的なことから事細かに仕事を教えてくれました。

私は毎日仕事を覚えるのに必死で、ただがむしゃらに働いていました。病気の大きな症状も出ず、上司にも恵まれ、いい環境の職場に就職できた。そう思われるでしょうが、この会社には大きな問題がありました。それは長時間労働です。

求人広告には就業時間は9時～17時45分で土日祝日休みと記載されていました。給与は固定給が20万円ほどで営業手当が3万円ほど。営業系の職種だとよくある勤務体系ですが、営業職は外に出ることも多く管理ができない部分があるので、営業手当をみなし残業代として支給するという形です。

社会保険料などを引かれると手取りは19万円ほど。歩合も特になく、ボーナスが会社の業績によって支給されるという給与体系でした。

最初の1か月は20時頃には帰っていいと言われて退社していましたが、2か月目になると退社時間は22時、23時が当たり前で、工事があれば関東近県の遠い現場に朝8時集合。土日や祝日も工事があればそれに立ち会うという休日出勤もありました。

残業代や休日出勤手当などは出ません。全く労働時間の管理がされていなかったのです。会社に泊まり込みで週に一度しか自宅に帰っていない社員もいました。

いわゆるブラック企業です。零細中小企業で、一人の抱えている仕事量が明らかにキャパシティを超えていました。

同業界である程度の人数がいる企業は、営業は営業の仕事、工事は工事部などと部署が分かれていましたが、私のいた会社は担当している取引先の案件に関しては、営業から工事の管理まで全て自分一人で行わなければならなかったのです。同期で入った社員は社会人経験があるので、この会社はおかしいと言って3か月で辞めていきました。

私も、この現状はおかしい、明らかに労働基準法違反だし長く働ける会社ではないと思いました。しかし、新卒で就職しておらず職歴もありません。短期で離職してしまえば次の就職先など見つからないこともわかっていました。

転職先を探すにも経験と職歴が必要です。しんどいけれども、最低2年か3年は我慢しよう。ここでビジネスキルなどを磨いて新天地を探そう。そんなプランを描いていました。

■肌で感じた中小企業と大手企業の格差

入社して半年ほどすると、担当する企業を持たされました。特殊な業界なので、担当企業の中には誰もが知っているような有名企業もありました。

そのような企業に営業に行くと、零細中小企業と大手企業の格差を痛感させられました。

有名企業は個人の能力も大事ですが、会社名だけで仕事が取れることもあります。有名企業の営業マンは、エンドユーザーと契約をしたところである程度の仕事が完了して、その後は私が働いていたような零細中小企業に実際の作業を全て任せます。マージンだけでものすごい利益です。

工事の現場は大変です。職人さんの手配、部材の手配、工期が遅れないように工程も管理して、トラブルが起きれば休日でも出勤。職人さんの世界はサラリーマンとは違って独特なので、やり取りが難しい場合が多いです。

大手企業の営業マンが現場に顔を見せるのは工事がすべて終わった後で、エンドユーザーに報告をして仕事は完了。

大手企業からの無茶な要求も多々ありました。赤字ギリギリになるような金額で仕事を依頼してきますが、こちらが断れば他社に依頼するだけです。

私も営業なのでノルマがあります。赤字ギリギリでも仕事を受けて、職人さんや、部材の仕入れ先に頭を下げて安い金額でなんとか現場を収めてもらう、そして少なからず利益の出るように調整する。そんなことも日常茶飯事でした。

■社会不安障害の症状が軽減した

この頃、社会不安障害の症状はどうだったかというと、やはり緊張や不安が完全になくなることはありませんでした。薬は服用しながら、営業と工事の現場管理という2つの職種を一人でこなしていたので、社会不安障害だと言って逃げられるような状況でもなく忙しく働いていました。

営業先に行くにも、いざ取引先のビルに着くと激しい不安と緊張。しかし商談に行かないわけにもいかず、緊張しながら取り組んでいました。電話恐怖もあるので怖くて仕方ありませんでしたが、電話に出ないわけにもいきません。震える声で対応していました。

こうして毎日のように何十本もの電話対応をして、取引先にも営業に行って、苦手とする場面を幾度となく経験していくうちに、初対面の人と話したり、電話対応をしたり、会議で発言をしたり、社会不安障害の症状が出る典型的な場面でも大きな緊張をすることが、次第に軽減されていきました。

仕事をしながら、「暴露療法」という精神療法に近いものをやっていた状態です。暴露療法とは、症状が出る苦手な場面をあえて経験することによってその状況に慣れていくというもので、パニック障害などの精神疾患の治療で用いられることが多いです。パニック障害は電車に乗るとパニック発作が出てしまうことが多いので、各駅停車で1駅ずつ降りながら乗っていく。慣れてきたら5駅位乗ってみる。次は急行列車に乗ってみるなど、徐々に苦手な場面に慣らしていく療法です。

私の場合は徐々に慣らしていくというよりは、荒療治に近いかなり極端な形になっていました。

■職場の人間関係、そして2年目に

そんな過酷な環境でも仕事を続けることができたのは、Sさんのおかげです。Sさんもたくさんの仕事を抱えて毎日忙しくしていたのに、月に一度は夕食に誘ってくれ、悩み相談や仕事のアドバイスなどをしてくれました。

けれどもそんなSさんにも、社会不安障害で精神科に通院していると打ち明けることはさすがにできませんでした。精神疾患への偏見も多い日本社会です。言う勇気はありませんでした。

また、会社では月に1回、営業会議の後に飲み会がありました。忘年会や付き合いで取引先の方との飲み会や合コン、接待でキャバクラに行くようなこともありました。飲み会や合コンといった場も、社会不安障害の患者で苦痛に感じている人は多いです。一般の方ならその場の雰囲気で雑談もできるでしょうが、社会不安障害の患者だと、その場で自分がどう思われているだろうかと不安がよぎってしまったり、知り合いにも関わらず上手く雑談ができません。

また、薬を飲んでいるのでアルコールは控えるように言われていましたが、営業だと飲み会の席で一杯も飲まないわけにはいかないので、飲まざるをえませんでした。私は飲み会などではあまり会話に入れずに、席のはじで早く終わってくれと愛想笑いをしたりしてその場をなんとかつくろっていました。

飲み会で知り合った女性と病気を隠して交際したこともありました。私も彼女に対して好印象を持っていて、彼女には全く問題はないにもかかわらず、長時間話をしたり一緒の空間にいることが病気のせいで苦痛を感じてしまい、短期間で別れてしまいました。

恋愛をするのも、社会不安障害の患者にとっては苦痛を伴うこともあるのです。

ブラック企業で働いていると、皆同じ苦労をしていることもあって一体感が生まれていました。30代、40代で家庭を持っていてローンもあるから仕事を辞められないという社員の方もいて、20代の若い私を気遣って休日に草野球に誘ってくれたり、冬休みにはスノーボードに誘ってくれたりと、人間関係には恵まれた職場だったのでなんとか続けることができました。

2年目になると完全に一人で仕事をこなすようになり、営業でも新規開拓や大手企業の社員との商談も当たり前のようにできるようになりました。自治体や国立大学、自衛隊の入札案件などもやることがありました。

私は実家から仕事に通っていましたが、父と母は私が子どもの頃から折り合いが悪く、大学生の頃にはほぼ別居のような状態になっていました。

この頃に両親は調停離婚をして、母親が土地と古い木造の家をもらうという財産分与で離婚をしました。母親と私と妹の3人で暮らすことになりました。

■仕事で必要なコミュニケーション能力

1年ほど社会人として企業で働いて、就職活動で言われていた「コミュニケーション能力」という言葉の意味がよく理解できました。

ビジネスを効率よく進めていくために必要なコミュニケーション能力とは、「表現力」「理解力」「問題解決能力」の3つを指すのだと思います。

伝えるべきことを的確に表現して相手に理解してもらい、相手の言うことを正しく理解し、意見のすれ違いや不明点に気づき解決する。学生時代に考えていたような、誰とでも気さくに話すことができる能力は必須ではないと感じました。

大手企業の課長など役職クラスの方と商談する機会も多々ありましたが、役職クラスになると仕事ができ、「コミュニケーション能力」が高い方が多いです。

しかし、肩書きや所属企業の大小は、コミュニケーション能力の高さとは比例しないとも思います。

仕事の打ち合わせをするにしても、メール1回のやり取りで済むことを、何度も電話でやり取りをしてやっと話が進む、ということもありました。もちろん、社交的でどんな人とも気さくに話せる能力もある程度は必要でしょう。

孤立した学生生活を送り、社会不安障害を抱え、社交性があるとは言えない私ですが、その「コミュニケーション能力」は持っていたようでした。

もしこの本を読んでいる社会不安障害やあがり症の方で、「自分は社交的ではないし人前で話すのも苦手」「初対面の人とも上手くしゃべれないし、自分にはコミュニケーション能力がない」と思っている方がいたら、自信を失わないでほしいとお伝えしたいです。

社会不安障害やあがり症の方は、そういった場面を経験することによって自分はダメだと落ち込んでしまうことが多いと思いますが、決してそんなことはありません。難しいことかもしれませんが、「ただ人よりも苦手なことが自分にはあるだけなんだ」とは思えないでしょうか。

別に社交的な人だけが優れた人間というわけではありませんし、社会不安障害やあがり症だからといって劣っているわけではありません。ただ、現代社会ではそういった傾向の人が評価されにくい現実はあります。

こういった症状に悩む方は周りの目を気にしがちですが、言い換えれば、周りの状況をよく観察する能力があるということです。

海外の研究では、社会不安障害の患者は健康な人よりも人を観察する能力や思考力が高い傾向があるというデータもあります。それが故に過剰に反応してしまい、社会不安障害になっているのではないかという研究者もいます。

社会不安障害なら適切な治療を受ければ症状は改善します。決してあきらめずに、自分のペースで進んで行っていただきたいと思います。

■限界に達し、退職を決意

そんなハードな環境で仕事をしていましたが、さすがに限界が来ました。体力的な部分ももちろんですが、一番は精神的な部分です。

ブラック企業での長時間労働によりうつ病になってしまったり過労死してしまったというニュースも最近ではよく聞きますが、まさにその状況になりかけていました。疲れているのに夜眠れなかったり、朝起きることが非常に辛くなって、気分も沈みがちになりました。

入社して2年半ほど経っていた時期でした。もう職歴もついたし、ビジネススキルも身に付けることができた。転職を決意し、上司のSさんに正直に伝えました。

「もう体力的にも限界なので、退職しようと思っています」

Sさんは、「わかった。転職先のあてはあるの？　とりあえず俺のところで話は止めておくから、社長にはまだ言わないでおくよ」と答えてくれました。

今まで張りつめていた糸が、ぷっつりと切れたような気がしました。

その時期、ちょうど営業部は組織改革を図っていて、商品を販売することをメインにする部署と工事をメインにする部署の2つに分けようとしていました。幹部会議が行われており、社長の方針では私は商品をメインに販売する部署に配置しようとしていたようです。

Sさんは幹部会議に参加していたのですが､私の退職の意思を聞いていたので､黙っているわけにもいきません。幹部会議で私が退職を考えている旨を伝えたと言われ、翌日、社長に呼び出されました。

「君には商品をメインで販売する部署で頑張ってもらいたい。今までみたいに工事の案件も少なくなるし、考え直してくれないか」

その他にも給料に関してもいろいろと言われ、引き留められました。

自分で言うのもおこがましいのですが､営業部の中では営業成績も良かったですし、経営者としては、辞められてしまったら大きな損失だと思っていたのでしょう。

私は辞めるつもりでいましたが、組織改編が上手くいけば、労働時間も減るし、給料も上がる。しばらく様子を見て考えようと思い､とりあえず留まることにしました。

組織改編が行われ、商品をメインに販売する部署に配属されました。しかし、零細中小企業の組織改編など上手くいくことはそうそうないのでしょう。部署が変わっても仕事内容は以前のまま。

オーバーワークの長時間労働に拍車がかかり、精神的にも限界が来たので医師に相談すると、うつ状態になっていると言われました。社会不安障害を患っているとうつ病を併発することが多いということも知りました。

診断書を書いてもらい、会社に提出しました。辞めると言ったときの経緯もありましたし、私はしばらく休職させてもらえるのではないかと考えていました。

大手企業やコンプライアンスのしっかりしている企業なら休職などになるでしょう。しかし、ブラック中小企業は違います。使えなくなった社員は切り捨てられるのです。

私は当時、新参議院議員会館の会議室やホールなどの映像機器の販売と工事案件を担当していたのですが、その仕事がある程度見通しがついたので、そのタイミングで自己都合退職で辞めるという形になりました。

２０１０年、約３年間のブラック企業生活の幕切れでした。

このブラック企業は、業績が極端に悪いわけではありませんでした。会長や社長は高級マンションに住んで外車で通勤していて、幹部もそれなりの待遇です。

中小企業にありがちですが、社長や幹部には厚待遇で社員は使い捨ての駒と考えている経営者が多いのでしょう。

うつ病と引きこもり生活

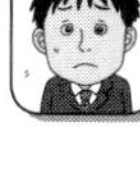

会社を辞めたものの、予想以上にうつ状態は進行していました。医師が言うには、うつ病と言っていい状態だったようです。

当時はわかりませんでしたが、私の飲んでいるＳＳＲＩやその他の薬は社会不安障害だけでなくうつ病の治療でも使われる薬でした。私にとって、その薬にうつ病を防ぐ効果はなかったということになります。薬の効き目は人それぞれで、医師や研究者によっては副作用や依存性を考えると飲まない方がいいという方もいるくらいです。

失業保険をもらう手続きに行かなくてはと思っていたのですが、毎日体がだるくて外に出る気力すら起きない状態でした。うつ状態でとにかく気力も何も起きず、ハローワークに手続きに行くことすらできませんでした。

失業保険をもらうためには認定日にハローワークに行き、就職活動を行っているという実績がなくてはいけなかったのですが、そのときはそれさえ厳しく、ましてや就職活動など行える状況ではありませんでした。

結局、私は失業保険をもらうことができませんでした。働いているときに雇用保険を払っていてもこうなるのかと、失業保険をもらうための制度にも疑問を抱きました。自己都合退職の場合、失業保険をもらうためには申請してから3か月は「待機期間」があります。貯金の有無にかかわらず、3か月間は失業保険が出ないということです。

私のように病気でなくても、会社側に問題があるのに辞めるように誘導されて自己都合退職になるケースも多いです。経済的に追い込まれる人もいるでしょう。どこでもいいから就職しようと、悪条件の仕事やブラック企業に就いてしまうことになりかねません。

医師に相談すると、今の状態で仕事をするのは厳しいので自宅で療養した方がいいと言われました。

家では、まず布団から出ることができませんでした。もし、このときに実家がなかったらどうなっていただろうと今でもぞっとします。多少の貯金はありましたが、一人暮らしでは家賃、生活費もかかりますし、身の回りのことを全部自分でやらなくてはいけません。一人暮らしの患者はそのような状況に陥り、追い込まれていってしまうのです。

うつ状態は改善しないまま、食事以外は自分の部屋でほとんど横になっている、そんな生活を送っていました。マイナス思考の状態で、もう死んでしまいたいと思うこともありました。この頃のことはあまり記憶がありません。それぐらいメンタルが病んでしまうのがうつです。

時の流れは早いもので、引きこもっているとあっという間に半年が過ぎました。

半年ぐらい経つと精神状態も多少回復して、インターネットで求人情報などを見るようになりました。

しかし、当時はリーマンショックの影響などで不景気の状態です。求人状況はひどいものでした。募集している企業は、インターネットの口コミサイトにリストアップされているようなブラック企業ばかりでした。

またブラック企業に入っても同じことを繰り返すだけだ。そんなことを考え、毎日テレビを観たり、インターネットを見たりしてただ漠然と不安の中で過ごしていました。

ＡＫＢとの出会い

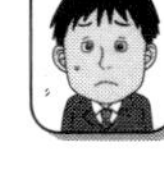

またあっという間に半年が過ぎました。退職して1年。このままではまずい。そうは思っても景気は良くならず求人状況も変わりません。頭の中はマイナス思考でうつ状態。そうなると現実逃避です。毎日テレビやインターネットを見て過ごす日々が続きました。

ちょうどその頃メディアでは、ＡＫＢブームが起こっていました。アイドルに全く興味もなかったのですが、前の会社に勤めていた頃は秋葉原に取引先があってたびたび行くことがあったので、ＡＫＢの存在はできた当初から知っていました。

あの秋葉原に劇場があったアイドルがこんなに人気が出たのかと驚くと同時に、秋葉原の小さな劇場からスタートし、ひたむきに夢に向かっているメンバーをテレビやインターネットで見ていて、自分も頑張らなくてはと感じ、気付けばいつの間にかＡＫＢのファンになっていました。

頑張ろうとは思ったものの、それまでは無気力で月に一度の通院と、地元を散歩するくらいしか外出していなかったので、さすがに引きこもりからいきなり就職活動を始めるのはハードルが高すぎました。

徐々に慣らしていくためにまずは、引きこもっていないで外に出るようにしよう、人と会話をするようにしようと思いました。

友人もいない自分が外に出て会話をする場所。そんなところがないかなと思っていたときです。

「ＡＫＢは握手会をやっていて、ＣＤを買うと握手ができて会話ができる」

こうインターネットに書いてありました。

スケジュールを調べてみると、２週間後に大学時代にアルバイトをしていたスポーツスタジアムで握手会があるとのこと。アルバイトをしていた場所だし土地勘もある。これは行ってみるしかない。ＣＤショップに行って、握手券の付いているＣＤを買いました。

当日は緊張しながら、大学生以来はじめてスポーツスタジアムに行きました。懐かしさと同時に驚いたのは、人の多さです。あの秋葉原のアイドルと言われていたＡＫＢはこんなに人気があるのかと思いました。

並んでいるファンを見ると、家族連れや若者、中年の方など幅広い層の人がいました。アイドルのファンは、いわゆるオタク的な人が多いのだろうというイメージを抱いていたのですが、現場に行ってみると、どこにでもいるような見た目の人が大半です。

スタジアムに入って席で待っているとミニライブが行われました。物凄い歓声と熱狂。圧倒されました。

そしていよいよメインの握手会です。テレビやインターネットで見ていたのですが、メンバーを全員知っているわけでもなかったので、ＡＫＢの総選挙で1位をとった大島優子さんと、印象に残っていた宮澤佐江さんと握手をすることにしました。

まずは大島優子さんとの握手です。物凄い行列でした。

自分の順番が回ってきました。いざ本人を目の前にするとテレビで観るより小柄で細く、オーラが出ていました。さすがトップアイドルだと思いました。

緊張しながら、「いつもテレビで見ています。応援しています。頑張ってください」と言いました。すると彼女は「ありがとうございます。頑張ります」と笑顔で丁寧に返してくれました。

会社を辞めてうつで引きこもり生活。医師や家族以外との1年以上ぶりの会話がいきなりトップアイドル。自分でも何なんだろうこの人生はと思いました。

そして宮澤佐江さんとも握手をして簡単な会話をしました。彼女はとても気さくな性格の子で「来てくれてありがとう。また来てね」と言ってくれました。

席で待っている間には隣の二人組の男の子から「誰のファンなんですか」と話しかけられ、ＡＫＢトークで盛り上がりました。久しぶりに社会との繋がりが持てた１日でした。

それからはすっかりＡＫＢファンになり、テレビやインターネットでＡＫＢの映像を観たり、曲を聴いたりするのが楽しみになって、関東で行われる握手会やコンサートに行くようになりました。音楽は元々好きだったので、ＡＫＢ以外のアーティストのコンサートなどにも安いチケットを探して行くようになりました。

ただ引きこもっていた生活から、気分転換になる楽しみができる。これは大きな前進です。

そして秋葉原のＡＫＢ48劇場にも、チケットが当選して観に行くことができました。

倍率が物凄いのでチケットが当選するだけでも大変なことなのですが、さらに幸運なことに最前列で観ることができたのです。

普段テレビで見ているメンバーが目の前で歌って、踊っている。劇場の迫力。全てに圧倒されました。

そんなＡＫＢオタクになってしまった私でしたが、これが病んでいた精神を良い状態に持って行ってくれたのです。うつ病やうつ状態になると、外に出ることが辛く、家に引きこもり状態になったり、マイナス思考の精神状態になってしまいます。

精神科では薬物治療やカウンセリングの治療が行われることが大半です。私は薬物治療を受けていましたが、カウンセリングは受けていませんでした。

医師からも言われた言葉がありました。「テレビや映画を観る。音楽を聴く。何でもいいから、病気のことを考えないでリラックスできる時間を作る必要があります」と。

ＡＫＢの握手会に行って長時間列に並んで歩き回って体を動かしたり、メンバーと話したりすることが、自然と運動療法や精神療法のような状態になっていたようです。また趣味に夢中になることでマイナス思考からも徐々に回復しました。

うつ状態からは徐々に解放され、「社会と繋がりを持ちたい」「社会復帰したい」と思うようになったのです。

握手券を付けて同じ人がＣＤを複数枚買うことは、音楽業界などでＡＫＢ商法と批判されることもありますが、ファンにとってはとても素晴らしいシステムです。少なくとも私は、病気の酷い症状から救われました。

また、握手券１枚で会話時間が10秒程度と決められているので、握手券を何枚か使っても数十秒程度の会話時間です。それが、社会不安障害で人と長時間話すのが苦痛な自分にとっては、気楽に話すことができたのでよかったです。

ＡＫＢに限らず、多くの人は好きな芸能人や有名人、スポーツ選手などと実際に会って会話ができればとても嬉しいことだと思います。海外では有名人がよく病院などをチャリティーで訪問したりしていますが、あれも患者にとってはとても効果があることでしょう。

握手会には車いすの方や耳の不自由な方など障がいを持っている方もたくさん来ていました。握手会では前後の人の会話が聞こえてくるのですが、純粋に応援していて会話をしている人や普通の雑談をする人以外に、中には悩み相談をしている人もいました。たった少しの握手と会話。それだけでも、病気ではなくても日々の仕事で疲れている方や、学校生活が上手くいかなくて悩んでいる方に楽しみや活力を与えてくれる素晴らしい場所で、人とのコミュニケーションの大切さを感じることができました。

転職活動　障壁になるブランク期間

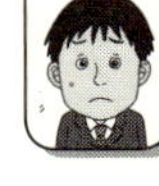

多少病状も回復したので、ハローワークに行ったり転職サイトに登録をしたりして、転職活動を始めました。

既卒で就職活動をしたときとは違い、私には「3年弱の職歴」という武器ができました。勤務先はブラック企業でしたが、職歴は職歴です。

正直、営業の仕事はしたくありませんでしたが、転職活動で求められるのは今までの経験です。よく、資格を取ってキャリアチェンジということが言われていますが、仮に簿記やＩＴ系の資格を取っても、今までそのような職種で働いていた人が転職市場には山のようにいます。中途採用ともなると企業側は即戦力を求めているので、資格があって実務経験もある人を優先的に採用します。

技術や資格を取る就労支援をハローワークでも行っていますし、民間の企業も行っていますが、実際に求められるのはやはり実務経験でしょう。

求人サイトを見ると、やはり多いのは営業職や飲食店やサービス業、介護職でした。

自分の転職市場での価値を測るのと同時に、ブランクがあるので面接の練習もしようと思い、深く考えずに都内にある企業の営業職と営業職以外の仕事に複数応募してみました。結果は、営業職は書類選考を通過するのですが、営業職以外は書類選考で不採用でした。やっぱり現実は職務経験重視のようです。

転職の面接はどんなことを聞かれるのかもわからなかったので、書類選考を通過した企業を練習として面接を受けてみました。社会不安障害なうえにブランクもあり、面接はそれなりに大変でした。

聞かれることはどの企業もほぼ同じでした。志望動機と、以前の会社でどんな業務をしていたのか、会社でどんな実績を残したのか、退職理由、そして退職してからのブランク期間に何をやっていたかです。

マニュアル本などを見ると、退職理由はスキルアップをしたいなど前向きな回答が望ましいと書いてありました。ネガティブなことを言えばマイナスなイメージを持たれますから当然のことです。

しかし、私は退職してから療養によるブランク期間が約2年もあります。その間に資格を取っていたとか留学をしていたなどのまともな理由があれば、先方も納得するでしょう。うつ病で退職し、療養をしていたと正直に言えばどこも採用などしてくれません。精神疾患への偏見もあり、再発などのリスクのある社員を企業はあえて雇わないでしょう。

ブラック企業にはもう入りたくなかったので、退職理由は長時間労働とブラック企業であったことを素直に言いました。ブランク期間に関しては、家族が病気になってしまい、介護が必要となってフルタイムで働くことができなかったのでアルバイトをしていた、というストーリーを作り上げました。

そうやってブランクを埋めていきながら毎週転職サイトを見ていると、目に留まる会社がありました。

大手総合商社の子会社で上場企業の建材メーカー、社員数は約400名、そして「残業を減らすため、なるべく定時で帰ることを推奨している」と求人広告には記載がありました。給与は想定年収約400万円とのことです。

この会社なら、親会社が大手総合商社で上場している企業だし、労務管理もしっかりしているだろうし、営業だから残業も仕方ないが以前のブラック企業のような悪質な会社ではないだろうと思い、応募しました。

書類選考に通過し、１次面接に臨みました。面接官は人事部長、東京営業所の所長、課長の３名です。上場企業ともなると、出てくる面接官も違います。

退職理由などを伝えると、納得してもらえました。人事部長からは「当社は労務管理もきっちりしているので、残業があることもありますが、以前勤めていたような労働環境ではなく、残業代もお支払いしますので心配しないでください」という言葉をもらいました。

その後、最終面接に臨み、１週間後、携帯電話に内定の連絡がきました。メールで送られてきた条件面の最終確認をして、入社することを決めました。

診察の際に医師に報告すると、私が転職活動に苦労していたことを知っていたので、良かったと喜んでくれました。

■ウソにまみれた求人広告

この会社に入社して、翌日から研修が始まりました。毎日２時間程度、建材の商品知識や図面の見方、社内のネットワークシステムの使い方などについて説明を受け、与えられた課題をこなしていくというもので、１か月程度行われました。

地方にある自社工場に見学に行ったりもしましたが、毎日ほぼ定時で帰っていましたし、残業がある場合は残業手当が付いていました。

病気を隠して入社したので不安もありましたが、これならなんとか病気でもやっていけるだろう。零細中小企業と違い、ある程度の規模の企業になると研修もしっかりしていて、労働時間もきちんと守られているのだなと思ったものです。

2か月の試用期間を終え、正式に正社員となりました。

この会社の実態がわかるのは、ここからでした。


本格的に仕事が始まると、いくつかの仕事を担当することになり、その会社の過去の資料などを渡されました。

見積書や資料などを見て驚きました。とてつもない量であり、この仕事を毎日やり切るにはかなりの時間を要することは一目瞭然です。違和感を抱き、新卒2年目の社員に聞いてみました。

「資料を見るとすごい仕事量ですが、皆さん何時くらいに帰っているんですか」

「だいたい22時か23時。遅いときだと終電ですね」

「残業代は出ているんですか」

「残業申請は上司の許可と印鑑をもらう必要があるんですが、それができない状況なんです。ボーナスもここ数年は寸志しか出ていないんです」

求人広告に書いてあったことや、面接で言われていたことは全てウソだったのです。ボーナスも残業代も出なければ、年収は300万円に届くかどうか。入社前に想定していた給料とは全く違いました。残業時間も月100時間を超えることが当たり前です。

彼は続けて言いました。「自分が入社してから二人辞めて、人手不足だったから今回採用したんじゃないですか」と。

騙されたと思いました。上司の態度もそれまでとは一変して、とても厳しいものになりました。

「もう試用期間も終わったのだから、きちんと仕事をしてくれ」

仕方なく日々の業務をこなしていきましたが、入社して2か月だと仕事をしていてもわからないことは出てきます。

それなのに、上司に質問に行くと、荒い口調で「そんなこともわからないの。やる気あるの」などと言われる始末です。月に2回行われていた営業会議の雰囲気も悪く、とても殺伐としたものでした。営業部長が個人の成績を見て怒鳴り散らすのです。

そんな激しいストレス環境だったので、また社会不安障害の症状が悪化してしまいました。会社の人に話しかけるのが怖くなり、電話恐怖も出てきました。電話対応を上司や周りの人に見られている状況が怖くて仕方なかったのです。

営業なので上司に同行して車で取引先を回ることもありましたが、これも大変苦痛でした。

社会不安障害の私にとって、車内という狭い空間かつ二人きりの状況で会話をつなげるなんて大変なことです。一緒に昼食をとる際にも、食事ものどを通らないような吐き気や食道の不快感に襲われました。

■二度目の退職

私がこの会社を去る決め手になったのが、新卒2年目の社員が無断欠勤をしたことでした。

上司が携帯電話に何度電話してもつながらず、翌日の朝になって、電話がかかってきました。電話の声の主は彼の友人と名乗る人物で、「彼は体調を崩してしまったので、しばらく休むと伝えてください」と言われました。

翌日、その後どういったことがあったのかはわからないのですが、上司から彼が入院していると皆に伝えられました。彼は数週間後に会社にやってきましたが、告げられたのは「体調不良により退職する」ということでした。

人が一人いなくなっても仕事はなくならないわけで、彼が担当していた仕事はまともな引継ぎもないまま、私と同期入社の社員に割り振られます。

この状況について、私は同期入社の社員と夕食を食べに行って話し合いました。このままでは、次は自分たちが潰されてしまう。すると彼も会社の現状に不満を持っていたようで、もう辞めようと思っていると打ち明けてくれました。

社会不安障害の症状もまた悪化してしまったし、このまま仕事を続けていたらうつ病も悪化してしまうかもしれない。私も辞める決意をしました。

上司に、「求人広告に書かれていたことや面接で言われていたことと条件が違いすぎるので退職します」と伝えると、上司は引き留めようとしました。

「仕事量を減らすように調整するから考え直してくれないか」

「今はきついかもしれないけど、10年経てばそれなりの給料をもらえるようになる」

このようなことを言われましたが、こんな労働環境では自分の心身がもちません。またうつ状態になってしまいます。

入社から4か月で、私はこの会社を退職することとなりました。同期入社の社員も私が退職してしばらく後に辞めていきました。

■短期離職のハンデ

心身ともに疲れ果てていたので2か月ほど休養を取り、再び転職活動を始めました。もうブラック企業に入りたくない。考えることはそれだけでした。求人内容と口コミサイトの情報を照らし合わせて、条件に合う企業にひたすら応募をしました。

しかし、書類選考の通過率は10%以下、面接に行ってもブランク期間や短期離職のことを聞かれるだけで、1次面接で落とされる日々が続きます。

応募した企業は何も大手有名企業とか厚待遇の会社というわけではなかったのに、書類選考で落ちることが当たり前となって、自分は社会から必要とされていないのではないかという気分に苛まれました。絶望して死にたいと思うこともありました。

当時は29歳だったので、30歳を超えるとなおさら転職は厳しいものになります。とりあえず、30歳の誕生日までにはなんとか就職先を決めなければ。

そう自分を奮い立たせ、応募を続けました。

ようやく結果が出たのは250社以上、応募した末のことでした。

書類通過をした電子部品商社に面接に向かうと、いきなり社長面接でした。「いつから働けるの？」と聞かれ、「1週間後から働けます」と答えると、なんとその場で内定書が渡されました。あまりにもあっさりと内定が出たので、戸惑っていると「うちは決める場合は即決だから、他にも受けている会社もあるようだし、返事は今すぐでなくていいから」と同席していた営業課長が言ってくれました。

250社受けても決まらなかったのだから、その会社に入らないという選択肢はありませんでした。

偶然にも入社日は30歳の誕生日でした。これは、今まで苦労してきたことが報われることになる、天からの誕生日プレゼントだ。そう思うことにして3社目の会社に入社することになったのです。

30歳の誕生日に入った、3社目の会社

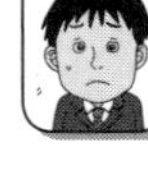

入社日を迎えるのも、3回目になりました。配属は東京本社の営業部、同期入社の社員は2歳年下の男性でした。

研修担当は、入社7年目くらいの40代のTさんで、大学卒業後にテニスのコーチをやっていて営業経験もなく入社したという異色の経歴を持っていました。そうした経歴もあってか、性格は社交的で、人にものを教えるのが上手い人でした。

ただ、私にとってはそれよりも「この会社がブラック企業でないか」ということが最重要懸念事項です。

初日の昼食時や研修の休憩中などに、自分から今までブラック企業で営業をやっていたことを話してみました。

Tさんは「大変だったね」と労ってくれて、それから「うちは長時間残業とかはトラブルが起きたりしない限りないし、休日出勤なんてまずないよ。ただ社長がワンマン体質だからそこが大変かもね」と正直に教えてくれました。

1週間ほどの社内研修ののち、やはりとは言いたくありませんでしたが、この会社の問題点が見えてくるようになりました。

入社してしばらく私にはパソコンが支給されず、何年前の物なんだというデスクトップ型の古いパソコンを使って資料やレポートを作成していましたし、営業車はカーナビもついていない年代物でした。また、打ち合わせでお客さんと昼食をとるとき、その食事代は経費では処理されず、みな自腹を切っていました。

要はこの会社はケチだったのですが、これぐらいは我慢できました。しかし、この会社の姿勢に強く疑問を感じることがあったのです。

■この会社は、うつ病に理解がない

この会社には、うつ病のことをオープンにして働いている社員がいました。もともとその方は営業部に配属されていたのが、うつ病を打ち明けてから別の部署に異動させられたそうです。

社長は私に対して「あいつはうつ病のやつなんだよ」と、偏見のまじった言い方で教えてくれました。その社員の同僚も「うつ病だからって、早く帰れていいよな。俺も早く帰りたいよ。甘えてるんじゃないの」という発言をしていました。

しばらくしてから私にもようやくノートパソコンが支給されました。ネットワークの設定などがわからなかったので、そういった管理をしている部署に行くと、そのうつ病の方がいました。彼は社内のパソコンなどのネットワーク設備などを管理する仕事をしていたようです。

設定が済んだパソコンは営業の私が使いやすいように詳細に設定してあって、とても驚きました。私はお礼を言って、なぜそんなにパソコンやネットワークに詳しいのか聞きました。

「営業部にいてうつ病になってしまったから、自分はパソコンとかネットワークとかわからなかったけど、家族もいるし会社を辞められないから独学で勉強したんだ」とおっしゃっていました。自分もうつ病を経験しているので、その辛さは十分にわかります。

話を聞きながら、こんなにも能力がある人なのに偏見にさらされていることへの憤りと、この会社にも自分の病気のことは話せないなという確信を抱きました。

ワンマン社長の会社で、問題が多々あるということがわかりましたが、長時間残業があるわけでもないしそこは我慢しようと割り切りました。仕事に関しても、先輩の

Ｔさんと同行するときは、気さくに話してくれ、教え方も上手いのでストレスを感じることもなく、仕事をすることができました。

■社内の問題人物Ｓさん

問題はＳさんという先輩社員でした。社内研修を終えてすぐに、この人は本当に問題だと感じました。

Ｓさんの営業に同行すると、同僚に対する誹謗中傷や、会社の悪口など、入社して間もない私に対して遠慮もなく頻繁に話してくるのです。Ｓさんが会社や同僚に対してかなり不満を持っていることはわかりましたが、それを一日中聞かせられる私も、働いていく上でのモチベーションが下がりますし、なにより多大なストレスを感じました。

そのことに関してＴさんに相談したところ、Ｓさんが問題のある性格なのは周知のことでしたが、彼には気をつけて対応するようにと言われるのみです。Ｓさんとの同行の際には言動に気をつけていましたが、ストレスの度合いが強く、社会不安障害の症状も悪化しました。

ある日、Sさんから課題を出されました。電子機器などの電流波形からその機器に合った電子部品を選定するというもので、専門的で高度な知識が必要なものでした。課長に相談すると、課長ですら「自分でもこれはわからない」というような内容だったので、Sさんに「自分の知識ではわからないから時間があるときに教えてください」と言ったところ、「時間のあるときに教えるからそれまでに、きちんと課題の結論を出しておくように」とメールがきました。しかし、あまりに高度で私には答えられない問題です。

数日後、私とTさん、Sさん、同期の4名で他県にある工場で終日作業を行いました。慣れない工場での作業でクタクタに疲れて東京に帰る車中、事件は起こりました。雑談をしていると突然、Sさんが「聞いてるのかよ！」と怒鳴り声を上げました。私が驚いていると「課題どうなったんだよ！」と言うので、私にはわからなかったと正直に伝えたところ、「そんなの言い訳だろ！」と物凄い剣幕で怒鳴られたのです。さらに、私を目の敵にするように、勤務態度に問題があるなどということを延々とまくし立てました。

Sさんの言っていることはあまりにも無茶苦茶で、私がもう少しわかりやすく話してほしいと伝えても、「逆ギレしてんじゃねーよ。揚げ足をとるんじゃねえ」などと言われました。Ｔさんがその場をなだめて口論は終了し、会社に戻ってその日は帰宅しました。

翌日、課長にその一件を相談し、Ｔさんも呼ばれて状況説明が行われました。Ｔさんは「話を聞いていたが、Ｓさんが怒鳴っていることは支離滅裂でした」と証言してくれ、他の先輩からもＳさんのこれまでの問題行動について証言が集まりました。

私はＳさんとの営業同行はできないと課長に伝えましたが、それは受け入れられないと言われたうえに、「試用期間が今月で終わって正式な辞令がおりることになるから、同行できないなら結論を出すしかないな」と、退職に誘導するような言い方をされました。

Ｓさんに問題があることは課長もわかっていましたが、新人の私が辞めることとＳさんが辞めることのどちらが会社にとって痛いかは私にもわかります。

それに加えて、Ｓさんは社長のお気に入りでした。課長もワンマンの社長にたて突くことはしません。やりきれない思いでしたが、これ以上私には何もできず、翌日、退職届を書かされて辞めることになりました。

Ｓさんは私には何も言ってこず、Ｔさんだけが「残念だよ。何もしてあげられなくて悪いね」と言って営業車で近くの駅まで送ってくれました。

２５０社受けてやっと受かった会社も、わずか３か月で退職に追い込まれ、精神的にボロボロでした。

余談ですが、この会社に入社後、４年ぶりに健康診断を受けたところ異常な高血圧が発覚しました。精密検査を受けても、原因は不明。ただ医師には、「不安障害で不安感やストレスが多いと血圧は当然上がります。放置しておくと危険な数値です」と言われました。

精神的なストレスが身体にまで影響を与えていたようです。

経歴詐称の転職活動

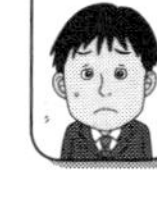

また仕事を探さなくてはと思い、自分の経歴を整理してみました。
――社会不安障害を持っていて、新卒で就職していない。1社目を3年弱で退社。うつ病で約2年のブランク期間。2社目を4か月で退社。3社目を3か月で退社。30歳。――

前回の転職活動でも感じたことですが、この経歴をまともに履歴書に書いたら書類選考も通りません。

もう、開き直って、経歴を詐称して転職活動するしかないと思いました。それが発覚したら内定は取り消し、入社後に発覚した場合は解雇になります。そのリスクは承知の上で、そのくらい追い詰められていました。どこにも就職が決まらず一生無職や低賃金のアルバイトで、生きていくことはできないのです。

詐称した経歴は、このようなものでした。

1社目を新卒で就職して5年間勤務。2社目は2年半勤務。3社目は雇用保険などの関係で誤魔化しようがないのでそのまま記載。

これで転職活動を始めました。

するとどうでしょう。５社応募して全て書類選考を通過しました。前回の転職活動における書類選考の通過率を考えると、つくづく経歴は大事なのだなと思わされました。

５社目で好条件の内定が出たのですが、海外転勤ありという条件だったので、せっかくの内定を辞退しました。海外に行きたくないのではなく、行きたくても行けないのです。精神科の受診が必要で、病気を抱えたままの海外勤務はあまりに不安が大きいと判断しました。

海外に限らず転勤は精神疾患で治療をしている患者にとっては、新しい病院探しなどがネックになります。

その後も書類選考はほとんど通過して、別の企業からも好条件で内定をもらえました。転勤もなく実家から通える。ボーナスもきちんと支給されており、残業時間も多くない。内定の承諾をして入社日を待っていると、入社日の１週間前に常務から連絡がありました。

「確認したいことがあるので、会社に来てもらえませんか？」

会社に行くと、履歴書を渡され、「記載内容に間違いはないですか？」とたずねられました。

ばれた。しかし、ここですぐに「ウソです」とも言えません。

「こちらで調べたところ、１社目と２社目の在籍期間が違うようなのですが」

もう言い訳もできません。

「お調べになったなら、ご存知と思いますが、在籍期間が違います」

「そうですか。そうなると、弊社では採用できません。なぜ事実と違う在籍期間を記載したのですか？」

「正直に書いたら書類選考にも通らず、面接を受ける機会すらいただけないからです」

内定をもらえたということは、私の面接の受け答えは採用に際して問題なかったということでしょう。薬を服用していましたが、社会不安障害を持っていてもそれなりに企業の面接に対応できるまで回復していたのです。「面接重視」「能力重視」といっても、やはり経歴はどこまでもついて回ります。

その後は、経歴詐称をすることはやめました。正社員や契約社員の書類選考は、どこも通過しなくなりました。

■アルバイトにすら採用されない

仕事を探すのと同時に、病気の治療も考えるべくセカンドオピニオンとしていくつかのメンタルクリニックや心療内科に行きました。しかし、どこも投薬治療とカウンセリングや精神療法をする以外は、今の主治医と特に変わった治療はできないとのことです。

いくつか病院を回って、どこに行っても医師にも言われた言葉が頭に残りました。

「経済的に働かなくてはならないなら、簡単なアルバイトをしたらどうですか」

医師は「アルバイト＝簡単な仕事」と思っているのかもしれませんが、現代社会はブラックバイトという言葉が生まれるくらいに、アルバイトでもそれなりの過酷な勤務や責任の重い仕事を任されることが多いですし、それすら簡単なことではありません。

また、治療費に関してもカウンセリングなどは保険適用でないことがほとんどで、患者の経済事情によっては受診すら難しいです。矛盾を感じました。

とはいえ、現実問題として正社員として採用されないならアルバイトを探すしかありません。

　アルバイトや派遣社員の面接でも就職活動のようなことを聞かれます。

「どうして大学を卒業して営業経験もあるのに、30歳を過ぎてアルバイトや派遣をやるのですか」

「退職理由や空白期間について教えていただけますか」

　私も雇う側の立場なら、履歴書だけ見たら同じことを聞くと思います。面接官は正社員であることが多いので、客観的に見れば「大学を卒業していて正社員の経歴もあれば正社員を探すのが普通だろう」「転職回数も多いし、ブランク期間もある」「短期で仕事を辞めている」「30歳を過ぎている」「訳ありの人材ではないか」という懸念が入ります。

　また、アルバイトでも短期のもの以外は、ある程度長期にわたって働いてもらえる人を探している場合が多いので、短期で辞めるかもしれない応募者を雇うのは敬遠するでしょう。

　私は叫びたい気持ちになりました。

「社会不安障害やうつ病という精神疾患でこういう経歴になってしまいましたが、能力はあります。薬で症状を抑えているから働けます」

　でも、そんなことを言っても理解してもらえないことは十分わかっていました。病気のことを隠して、当たり障りのない回答をして、なんとか採用してもらえるように面接に臨むだけです。

それでもアルバイトですら採用されない現実もあり、派遣会社に登録をしたこともありました。食品メーカーの営業の派遣社員として働きましたが、人間関係が悪く、派遣社員だからと言わんばかりの理不尽な仕事の指示やパワハラなどを受け、あまりのストレスで病状が急激に悪化して長く働くことはできませんでした。

ツイッターを始めて患者の多さを知る

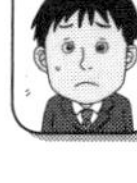

仕事を辞めてこれからどうするかを考えました。今仕事を探してもまた同じような悪条件の仕事や日雇い派遣くらいしか仕事もないだろうと考え、インターネットでできる在宅ビジネスについて情報収集をしてみることにしました。

それと同時に、それまでSNSとは無縁だったのですが、病気の人がツイッターをやっているという情報を見かけたのでツイッターを始めました。

特に深く考えずにアカウントを取得して「社会不安障害」で検索すると、患者のアカウントが山のようにヒットするのです。こんなに患者がいたのかと、驚きました。社会不安障害に限らず他の精神疾患の人も多数いました。情報交換をしたり、世間にはオープンにできない自分の辛い気持ちを書き込む世界がSNS上にでき上がっていたのです。

「病み垢(アカ)」、つまり「メンタルを病んでいる人のアカウント」という意味のネット用語がありますが、そのアカウントが本当にたくさんあって、メインのアカウントでは友人同士と普通にコミュニケーションを取っているけれども、本音は「病み垢」の方に書くということが行われていたり、病み垢の人同士で励まし合ったりするなど使い方も様々です。

精神科医やカウンセラーが患者の嘆きを聞く時間は本当に限られていますし、家族や友人に「死にたい」や「つらい」といったネガティブな思いを話したとしても、体験者でなければ理解されにくかったり、常にネガティブなことを言われると聞いている方もいやになってくるでしょう。そもそも家族や友人に言えない人もいます。いつでも気軽に匿名でそんな気持ちを書き込めるので、投稿する人が多いのではないかと思います。

これは日本だけのことでなく、海外にも英語ベースでコミュニティができているようです。海外では嘆きもありますが、サポートし合うという意識もあって、患者だけでなくメンタルヘルスの問題に関わる活動をしている組織などがコミュニティを作っていたりします。精神疾患については海外の方が研究が進んでいると紹介しましたが、SNS上でも日本と海外ではメンタルヘルスに対する取り組み方が違うと痛感しました。

社会不安障害に限らずメンタルの病気を持つ人のツイート内容を見ると、とにかく深刻な状況に追い込まれているというのが本当にわかります。同じ患者である自分の想像や体験よりも、さらに困窮した状況もそこにありました。

海外ではフェイスブックが主流のSNSツールになっていて、実名ですが病気のコミュニティがあります。海外にも精神疾患に対する偏見や差別は多くありますが、国民性や宗教などの違いなのか、公に書き込むと内容によっては励まされたり、一般人でもインターネットニュースになる場合もあります。

ハリウッドスターなど著名人が社会不安障害やメンタルの病気をカミングアウトするのも目にしますし、日本とは文化の違いが少なからずあるのではないでしょうか。「日本人はストレスを溜め込んでも長時間会社で仕事をするのが美徳的な考え」「自分の気持ちや考えをあまり発言しない。自己主張をあまりしないで周りの空気を読むことが良い」とする日本人の国民性とも関連があると思います。

■精神疾患の患者は、見えないけれど多い

メンタルクリニックや心療内科に行っても、見た目では何の問題もないように見え

る「普通の」サラリーマンや、「普通の」主婦、「普通の」若者のような人がほとんどです。誰しもが人に言えない本音を抱えているのだと感じます。

厚生労働省の調査では、日本では約３００万人が何らかの精神疾患で通院しているというデータが出ていますが、私自身の経験からは実態はもっと多いと思います。

厚生労働省に直接電話で、患者数の割り出し方を聞いてみました。担当者の回答は「3年ごとに病院や開業しているクリニックを抽出して、10月のある1日に来院した患者数と病名をもとに統計学で数を出している」というニュアンスの説明でした。

抽出している病院も不明ですし、１日に来院する患者の数には波もあります。誤診や、発症していても通院していない人も多いでしょう。統計学を使っても、そのような調査では正確な患者数を把握することは困難だと思います。また、3年ごとなので、調査方法はその都度変わる場合もあります。

メンタルの問題は病気なのか病気でないのか線引きが難しい場合もありますが、社会不安障害に関して、アメリカでは１５００万人以上患者がいると言われていて、その他の国にも多数患者がいます。

日本における社会不安障害の患者数も、推定３００万人以上いるという研究者がいますが妥当な数字なのかもしれません。

昔からあがり症や対人恐怖症や不安症という人はいました。そのような人の数が突然減ることはなく、現代の若者にも一定数はいます。そういった見えない部分に、社会に上手く適応できず失職や貧困に陥る若者が出てくるという構造になっているのではないでしょうか。

社会不安障害や他のメンタルの病気について、それをテーマにした小説や記事を投稿できるサイトがあります。こうしたサイトの閲覧者数がわかれば、ある程度の患者数が予測できるかもしれないと思い、私も記事のような文章を投稿してみました。閲覧数調査だけでなく、病気の啓発の意味も込めました。

すると、1日の閲覧者数はだいたい200〜300人はいました。この数字を見て、多いなと感じます。投稿した文章の最後にメールアドレスとツイッターアカウントを載せているので、患者からアドバイスがほしいと連絡が来ることもしばしばあります。私は専門家ではないので的確なアドバイスはできませんが、そう言ってくるのは10代や20代という若い人たちでした。特に学生が多く、孤独に悩んでいましたというケースが多いです。

30代以上はツイッターなどのSNSを使っている割合が少ないので、インターネット上には表れていないだけで、患者は多数いると思われます。中には生活に困窮している人もいるでしょう。

社会不安障害や精神疾患の予備軍と言える人は、若い世代に多数います。このまま医療政策などを変えず手をこまねいている状況が続くのならば、日本は精神疾患大国になってしまうように思えてなりません。

救急車でたらい回しに遭う

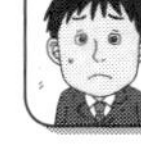

昨年、30数年の人生で初めてインフルエンザにかかりました。地元の内科で薬をもらい自宅で療養していたのですが、酷い咳が続いていました。
内科に相談しても自宅で様子を見てくださいと言われますが、酷い咳がおさまらず、夜中に胸に強烈な痛みが走りました。それでも2日ほどは様子を見ていたのですが、咳はおさまらず胸の痛みもひどくなるばかりです。だんだんと呼吸困難のような状況になり、生まれて初めて救急車を呼びました。
救急隊員に持病や飲んでいる薬を聞かれ、社会不安障害とうつであること、向精神薬を飲んでいることを伝えました。
救急隊員が受け入れ先を探すのですが、なぜかどこの病院にも受け入れが決まりません。40分ほど、都内のいろいろな病院に救急隊員がかけあっても、患者が多いなどの理由で断られているとのことです。救急の東京ルールというものがあるらしく、どこにも決まらない場合は最終的に指定の病院に搬送される決まりになっていると説明を受けてから、救急隊員がその指定の病院に連絡すると、「他の病院を探してどうしても決まらなかったらもう一度連絡してください」との回答でした。救急隊員も、こんなケースは初めてだと困惑していました。

私は過去に高血圧で精密検査を受けた都内の大学病院のことを思い出し、そこなら検査のデータなどもあるから受け入れてくれるのではないかと救急隊員に伝え、連絡してもらうと受け入れてくれることになりました。

検査の結果、インフルエンザをこじらせ咳のしすぎで負担がかかり、肋骨が損傷しているとの診断でした。

なぜあそこまでたらい回しにされたのだろう。医師に伝えると、「救急の医師は精神疾患の知識がない場合が多いから、万が一のことがあるとまずいので他の病院は受け入れなかったのではないか」ということを教えてくれました。

他の病院が受け入れを断った明確な理由はわかりませんが、夜間でもなく昼間に救急車を呼んで、胸が痛くて呼吸が苦しいと言う患者を受け入れてもらえないのには困りました。精神的な病気を診てくれと言っているのではないのですから、これが命に関わることだったらと思うとぞっとします。精神疾患を持っていることの影響は、このようなところにもあるようです。

障害者手帳を取得する

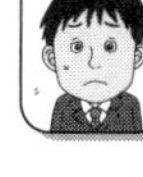

仕事が見つからない状況の中、私は障害者雇用について考えるようになりました。そもそも自分が障害者手帳を取れるのかもわかりませんでしたが、主治医や行政が運営する精神保健福祉センターに聞いてみることにしました。

ひとくちに「障害者手帳」と言ってもいろいろあるようで、精神疾患に関しては「精神障害者保健福祉手帳」を取得することができます。1級から3級まであり、1級が一番重い病状です。

精神障害者保健福祉手帳の対象となる疾患名は、「①統合失調症」「②うつ病、躁（そう）うつ病などの気分障害」「③てんかん」「④薬物やアルコールによる急性中毒又はその依存症」「⑤高次脳機能障害」「⑥発達障害（自閉症、学習障害、注意欠陥多動性障害等）」「⑦その他の精神疾患（ストレス関連障害等）」と定められています。

ここまで細かく決まっているのですが、主治医がまず患者をどう診断するかというのが重要な点です。

精神科医療の臨床現場では、患者が自己申告で症状を医師に伝えたうえで診断されることが多く、伝え方によっては社会不安障害でなくうつ病と診断する医師も多数いますし、他の精神疾患を併発していると診断はより難しくなります。

臨床現場の医師のレベルが問われるのですが、それは本当に様々で、30分程度の診察時間の中で経緯や症状を説明しても、的確に診断できない医師は非常に多いです。

手帳の申請には、初診日の記述と現在の主治医の診断書が必要になります。私が初めて精神科にかかったのは中学時代に通っていた病院で、その病院は統合されていましたがカルテが残っており初診日の確認ができました。

今の主治医も長年の経緯を知っているので、社会不安障害とうつ病という診断で、主治医に診断書を書いてもらい、審査を受けて3級を取得できました。

ただ、メンタルの病気の患者は病気の治癒を求めて病院を転々とするケースが多く、初診日やこれまでのカルテなどをすべてそろえるのが難しくなります。こうした実情と、申請に必要なことが合っていないように感じます。

よほど重度の病状でない限り、取得できるのは3級です。しかし、診断書や書類の書き方によってはその3級すら取得できないケースもあります。

私は障害者手帳3級を取得できましたが、3級は持っていても、東京都なら都営の地下鉄とバスが無料になるとか、都内の美術館などの施設が無料で利用できるとか、税制の優遇措置を受けられるといった恩恵があるくらいで、正直、生活に困窮しているような患者の助けにはあまりなりません。「自分が障害を持っている」という証明と障害者雇用に応募できるという程度にしか、私にはメリットがあるとは思えませんでした。

■障害者雇用では、どんな職に就けるのだろう

ハローワークには障害者雇用の窓口があり、障害者雇用の求人が少数あります。ただ、あくまで「障害者」求人ですから、身体障害、発達障害、知的障害、精神障害などとわかれているわけではありません。契約社員やパートと同じくらいの低賃金の仕事がほとんどで、仕事内容も程度の軽い身体障害を主に対象としているものが多いようです。どんな障害にも合理的な配慮をするという建前にはなっていますが、ここにも偏見や差別意識があるように思います。

実際の障害者雇用でも、精神障害を持つ人の雇用率はとても低いです。

従業員数が50人以上の企業は、従業員数の2％の障害者を雇うように障害者雇用促進法で定められています。100人の企業なら2名を雇わなければならないということになるのですが、刑罰などがあるわけではなく、雇わなくても不足一人に対して月額5万円を納付すればいいという制度です。企業によっては、障害者をあえて雇うよりは5万円を納付する方が合理的だと考えてしまうケースもあると思います。

法改正により2018年4月から精神障害者の雇用が義務化されるようになる予定ですが、法律だけ変えても受け入れる企業側の問題もあるので、簡単に現状は変わらないのではないでしょうか。

従業員数の多い大企業などは、納付金や行政指導、支給される助成金のことも考えて障害者雇用に積極的な場合も多いですが、基本的にそのような大企業で働いている障害者は長期で働く人がほとんどなので、求人があまり出てきません。また、様々な助成金などもあるので、助成金目的で雇用を行い、雇われる障害者の仕事内容の扱いがひどいケースもあります。

手帳を取得できても、勤務時間などの企業側の条件と求職者の希望が合わなければ採用とはなりません。結局アルバイトなどで病気を隠して働いたり、中には病気をオープンにして働いている人もいますが、金銭的に自立が難しく実家に住んで家族の援助を受けているケースが多いです。

企業に理解を求めて仕事を探すというのは、企業側もどう配慮をしていいのかわからない部分もあると思いますし、周りからの偏見・差別意識も多く、雇われる以上は求められる仕事もそれなりのものになります。

精神疾患患者と言っても病状も能力も様々なので、作業所や企業など簡単な作業で賃金も低いところ以外にも、もう少し複雑な仕事で賃金も高いところなど、行政と民間が提携して働きやすい場所を作ることができれば、それぞれの能力や病状に合わせた働き方ができるのではないかと私は思います。

■生活保護はどんなもの？

最後のセーフティネットは生活保護ですが、受給するためにはアパートなどを借りていて、病気で働くこともできず親族から援助も受けられないということにならないと認定条件になりません。

住所不定でも受けられるようですが、私が住んでいる自治体の福祉事務所に相談に行った際には、施設に入っていれば可能だが、実家に住んでいるため生活保護の受給はできないという説明を受けました。しかし、施設についてのくわしい説明はしてもらえませんでした。

社会不安障害という病気を福祉事務所の担当者が知らないケースが大半なので、働ける状況でなくても働きましょうとか、医師は何と言っているのかという話になります。社会不安障害やうつでも働いている人もいるので、医師も「働けない」と断言できないこともあり、生活保護の受給は難しいです。

結局、行政と提携し就労支援を行っている民間の派遣会社のところに相談に行って、頑張って仕事を探しましょうと事務的に求人票を紹介するだけでした。

また、障害年金も受給要件が厳しく、よほど重度の認定を受けないと支給されません。

２０１５年に、生活保護受給のために精神科クリニックが運営する劣悪なシェアハウスに住まわされている人のことが報道されました。都内で４つの精神科クリニックを開設する医療グループと大田区、江戸川区、港区の福祉事務所がつながる形で、自治体に相談にきた精神障害者をその精神科クリニックに紹介していたのです。

他にも、生活保護を受けていると医療費が無料になるので、それを利用して複数のクリニックから向精神薬を大量に入手し、闇サイトで転売している人が逮捕されたりもしました。こうした貧困ビジネスも横行しています。一人暮らしをするか施設に入るなどしないと生活保護を受給できないわけですが、関係が悪くない限り家族と一緒に暮らした方が患者も孤立化しませんし、病状が悪いときもある程度は家族がサポートできますし、病状の悪化などに周りが気付くこともできます。

実家に住んでいれば本人の経済的負担も軽減されるのですから、現行の生活保護費よりも少ない額でやりくりできるかもしれません。一人暮らしをさせて生活保護費を出すのではなく、障害年金などの受給要件をもう少し緩和して、障害年金や別の経済的援助をする方が財政的にも負担が少ないのではないかと思います。

ハローワークや行政などで、精神疾患患者の就労支援やリハビリとしてデイケアや職業訓練などを行っています。中には職業訓練などを民間に委託している場合もあります。

しかし、病状やスキルによって細かく分かれているケースは少ないですし、それが雇用につながるとも思えないのが現状です。まず、そこに通うために安定した生活やそれを送るための収入（もしくは貯金）が必要で、家族のサポートも求められます。

結局、そうした支援も低賃金の職以外に就くスキルが身につくわけではありませんから、根本的な解決にはなりません。

病気にかかわらず、一度失職してしまえば再就職が非常に難しい現在の雇用状況と社会構造では、貧困が増加して、本人だけでなく家族にも影響が及ぶことになります。

■障害者合同就職面接会に参加

私は障害者手帳を取得してハローワークの障害者雇用で仕事を探しましたが、そもそもの求人数が圧倒的に少なく、自分に向いていそうな事務系の職種はほとんどありませんでした。

求人票を見ても「障害や能力に配慮する」とか「バリアフリー」という程度の記載で、詳細な仕事内容や具体的な配慮の内容は求人票からだけだとまずわかりません。

ハローワークの担当者も全ての障害をカバーできるだけの知識があるわけでもなく、基本的に置いてあるパソコンで自分にできそうな仕事を見つけて、窓口の人に企業側にいろいろと質問をしてもらう形になる場合が多いです。

障害者雇用とひとくちに言っても、ほとんどの企業は程度の軽い身体障害者を求めていて、電話問い合わせの段階で「精神障害の方はお断りしています」と言われることもありました。

仕事内容や待遇面で高望みをしていたつもりはないのですが、面接にも呼ばれないことが続きました。私は、社会不安障害を患いながらもブラック企業で営業をやっていたことに少なからず自負はあったので、面接に呼んでもらって、話をすれば理解してもらえるだろうと考えていました。しかし、その面接にたどりつくまでが大変です。まずアピールする場所がないことには話が始まりません。

書類選考のないアルバイトに、病気を隠して応募して働こうかと考えていた頃のことです。ハローワークから「障害者合同就職面接会」の案内が届きました。

詳細がわからなかったのでハローワークに問い合わせると、障害者雇用を考えている企業がブースを出し、その場で面接をしてくれるというものでした。新卒の合同説明会のようなものです。

これは書類選考もないし、行ってみるしかない。出展企業の求人票一覧の冊子をもらって、全て見てみました。正直、賃金は安いし、正社員雇用は数えるほど。しかし中には厚待遇の求人も数件ありました。

参加登録をして会場の東京ビッグサイトに行って驚いたのは、来場している障害者の数です。出展企業は130社ほどなのですが、求職者の数はホールを埋め尽くすほどの数百人単位でした。見た目でわかるような身体障害の方もいましたが、見た目では何の障害なのかわからない人も多数いました。

私は事前にもらっていた求人票一覧の冊子から10社ほどピックアップして、第一志望の好条件の企業（とはいっても契約社員で月給20万円弱の事務職）は、受付開始と同時に一人の求人に対して応募者が50〜60人も殺到しました。難関企業の面接並の倍率です。

番号札を取った順に面接を受けられるようになっていて、受付開始と同時に番号札を取りに行っても50番台でした。他にピックアップしていた企業も、だいたい一人や二人の採用枠に20〜30人の応募という状況でした。考えることは皆さん同じのようです。

いくつかの企業の面接を受けたのですが、障害者雇用といっても来ている人事担当の面接官は障害のプロではないので、まずは「どういった障害なのですか」という質問から始まります。

ハローワークの職員から大量の応募者が来ると聞いており、一人一人に十分な面接時間はあまりとってもらえないだろうと想定していたので、私はわかりやすい病気のパンフレットのコピーを準備して、それを見せて簡潔に説明しました。その後に聞かれたのは「どういう配慮が必要ですか」ということです。

こちらも事前に用意しておいた「配慮してほしい点」を、履歴書の中に箇条書きで記しておき、それに沿って説明しました。

ちなみに、私の「配慮してほしい点」は以下のようなものです。


1・不安感を過度に感じやすいので高圧的な言動は避けていただきたいです。

2・多人数の前でスピーチをするような業務は難しいです。

3・電話恐怖という症状があるので、複雑な社外対応の電話は配慮していただきたいです。

4・仕事に慣れるまでは、社会不安障害の症状のためストレスが過剰で疲労感が激しいので、週4日、もしくは時短勤務で働かせていただければ幸いです。

5・薬の副作用で口渇（口が異常に渇く）があるため、水分補給が多く、トイレに行く回数が多少多いです。

6・車の運転は薬の副作用があるのでできません。

予想通り、好条件の企業は応募者多数で、一人の面接時間は5分から長くて10分程度でした。この準備がなかったら、自分の障害を説明するのと配慮点だけで終わっていたと思いますが、今までの職歴や仕事内容などをアピールする時間も少しありました。

合同面接会の時間は13時～16時で、受けたい企業は10社以上ありましたが、時間の関係で7社しか受けられませんでした。ほとんどが待ち時間です。

会場は人でごった返していて、待機する人の椅子の数も足りませんでしたし、移動するだけでも大変な障害を持っている方だと、満足に面接も受けられなかったのではないかと思います。

7社受けて、1社手ごたえのある面接がありました。児童福祉事業を運営している社員1000人程度の企業で精神障害者の雇用実績もあり、その方が現在も働いているとのことです。その方を知っている人事担当者が面接官だったので、精神障害に偏見もなく、どういう配慮をすればいいのかよく理解されている人でした。

そのような形でその日の合同面接会は終わり、結果はどの企業も後日連絡がくるとのことでした。

現在の私の仕事

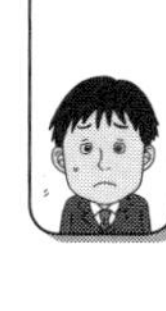

7社中4社から2次面接に来てほしいと連絡があり、最終的に合同面接会で手ごたえのあった、児童福祉事業を展開している企業から内定が出ました。

契約社員という待遇ですが、晴れて都内にある本社の人事部で事務職として働くことになりました。実家から通勤時間1時間程度で一人暮らしの必要がないので、どうにか生活できています。もし、この会社にも採用されていなかったら無収入だと考えるとぞっとします。

人事部なので面接官だった方が上司になり、病気のこともある程度理解してもらいながら、大変なこともありますがなんとか勤務しています。

仕事の内容は、基本的にはパソコンで資料や書類、データの作成をして、採用に関しては中途採用の面接のスケジュール調整などの職務を主に担当しています。一般雇用の方は仕事がハードなため人の入れ替わりが激しく、いろいろな部署で中途採用が頻繁に行われています。

求職者側から一転して採用する側になると、健康な人でも転職は大変だということや、様々な仕事や人生があることを感じる日々です。

面接は上司が行っていますが、立派な経歴を書いてあっても面接では全然印象が違ったという話もよく聞きます。どんな採用試験を行っても、入社後にどのようなパフォーマンスを見せるかは、まるでわからないものです。

電話恐怖があるので外線を取ることは免除してもらっていますが、内線は取らなければなりません。自分にかかってくるものだけでなく、同じ部署の人が席を外しているときは代理で対応もします。

内線なので社内同士ですが、上司や役職が上の人からの電話対応は不安感や緊張も強く、言葉に詰まってしまうこともありますが、なんとかこなしています。また、他の部署で私の病気のことを詳しく知らない人もいるので、そういった方とのやり取りは不安を伴うこともあります。

勤務条件は週4日、8時間拘束でうち休憩1時間の実働7時間です。基本的に残業なしという契約にしてもらっています。それでも1日の勤務が終わると、精神的にも肉体的にも疲労が激しい日々です。

これだけ読むと、障害に配慮があり素晴らしい会社だと思う方も多いかもしれません。実際に配慮はとても助かります。

しかし、一般雇用の社員とは扱いが違う部分もあります。一般雇用の社員が知っている情報を教えてもらえなかったり、中には表だって口には出しませんが偏見的な言動をとってくる人もいます。これはその企業にもよると思いますし、個人の問題でもあるかとは思います。

また、契約社員ですが時給契約なので、体調が悪いときなどは休むと当然給料は発生しません。

どうしても障害を抱えていると「雇ってもらえるだけありがたい」と思ってしまいがちですが、企業にはいろいろな思惑もあったりします。

もちろん、障害者雇用に理解のある素晴らしい企業もありますし、そういった企業が増えていってほしいと思います。上司は雇用契約の際に「うちの会社をステップにしてもらってもいいし、居たいと思うなら会社がなくならない限りは居てくれていいよ」と言ってくれました。本社で障害者雇用として働いている人は、精神障害だけでなく身体障害など他部署も含めて10人ほどいますが、長い人は4年ほど働いているようです。

障害者雇用で働いていて一番ありがたいと思うことは、病気を隠さなくていいということです。精神疾患は見た目ではわからない病気なので一般雇用だと配慮は当然ありません。「今日は調子が悪いので、少し仕事のペースが遅くなるかもしれません」ということも伝えられるのは、非常に助かります。病気を隠して働いている場合はそうはいかないでしょう。

休みの日は家にいることが多いですが、気分転換に地元でもいいので外になるべく出かけるように心がけたり、家に居るときは映画を観たり、音楽を聴いたり、本を読んだり、病気のことを考えないようにリラックスできる時間を作るようにしています。

今の会社で働いていて思うことは、適材適所に配属して少しの配慮さえしてもらえれば、一般企業でも十分働ける人が多いだろうということです。精神疾患や精神障害は人によって症状もその程度も違います。精神疾患を抱える人を雇うか躊躇している企業は、まずは症状がそこまで重くない人をパートや契約社員でもいいので雇ってみてほしいと思います。いろいろな気付きや配慮が理解でき、戦力になる人もたくさんいることがわかると思います。

人事部で働いていると健常者や障害者を問わず本当に様々な人を見る機会がありま

すが、会社で共に働く人という観点からだと、健常者か障害者かというのは絶対の判断基準ではないと思えます。立派な経歴を持っていても性格に難があったり、接していて気持ちのいい態度ではない人もいます。

健常者、精神疾患、障害者と偏見やレッテルを貼らずに、仕事だけでなく社会全体においても、心のバリアフリーが大切だと思います。

私は現在障害者雇用で働いていますが、病状に悪い影響が出ないのなら一般雇用やアルバイトなどで病気を隠して働く道もありますし、障害者雇用でなくても、病気をオープンにして雇ってくれるような理解のある会社も、根気よく探せばあるかもしれません。

また、ＩＴ技術が急速に進歩している昨今は、在宅ワークなど今はあまりメジャーでないような新たな仕事や働き方も増えていくと思います。

ただ、綺麗ごとではすまない現実もあり、ハンデを抱えた人や一度レールから外れた人が立ち行かなくなる社会構造が今の日本にはあります。

このままでは、同じ病気で苦しんでいる推定３００万人の状況は何も変わりません。他の精神疾患の患者の状況も同様です。これからの日本の将来を作っていく若者が病気を発症しているケースも多く、中には自ら命を絶ってしまう人もいます。

このような問題が現実にあっても、「こんな病気があります」という報道があるくらいで、患者が抱える本当の闇の部分にまでスポットライトを当てて深く報道されることはありません。テレビ局や新聞社やジャーナリストにメールなどで報道依頼をしても、無名の一般人は相手にもされませんでした。

私がもっと早く社会不安障害の適切な治療を受けられていれば、どうなっただろう。うつ病など精神疾患のことをオープンに話しても、偏見を持たれない社会になってくれたら、どうなるだろう。

社会不安障害という病気が世間に認知されて、私と同じようなことになる人が減ってくれれば、どんなにいいことだろうか。

こうした気持ちを形に残したいと思い、この本を書くことになりました。

私の体験談から伝えたいこと

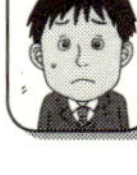

■病気に対する関心や知名度の低さがネック

ここまで読んで、重い話だなと感じる方が多いと思います。

自分自身も書いていて重い話だと思いますし、「病気が良くなりました。今はハッピーな人生を歩んでいます」ということを書ければいいのですが、現代医学では社会不安障害を確実に完治させる治療方法が見つかっていません。

ただ、社会不安障害やその他の精神疾患でも、様々な治療方法や周囲の支え、環境の変化などで病状が良くなっている方がいることは、希望になります。

これまでに何度か書いてきた通り、日本にいる社会不安障害の推定患者数は300万人とも言われます。表面化していないところで多くの人々が自分の病状に苦しみ、「どうして自分だけがこんな病気になってしまうのだろう」という悩みと孤独感を抱えて生きている現状があります。

その要因のひとつが、やはり病気に対する知名度や関心の低さではないかと思います。うつ病はその存在も症状もある程度認知されてきましたが、「社会不安障害」と聞いてもピンと来ない方がまだまだ多いでしょう。それにメンタルの病気に対する偏見などが重なって、患者に対して十分な支援が行われていません。

私の場合は、吐き気・嘔吐という形で社会不安障害の症状が出たので、時間はかかりましたが病気を自覚することができました。それがなかったら、単なる「あがり症」や性格の問題と思い込み、解決策も見つけられないまま、今でも引きこもっていたかもしれません。

こんな病気がありますというテレビやインターネットなどのニュースは、メンタルの病気の理解に向けた第一歩だとは思います。しかし、やはり浅い報道だけでなく、実際に患者はこんなことで困っている、こんな仕組みが求められているという声が拾われていかないと、現状は変わらないのだと思います。

私は自分自身の病状も良くなってほしいと願うと同時に、社会全体としてメンタルヘルスの問題はとても重要であるという意識が共有されることを願っています。

社会不安障害を学生時代に発症した場合、症状の程度にもよりますが、教育の機会を奪われてしまうことがあります。

それは、学校の授業を受けられないというだけでなく、社会へ出てから必要となるコミュニケーション能力や人間関係の形成ができなくなるという大きな問題です。そこで培った能力をベースにしながら、さらに年を重ねるごとに様々な経験を積んでいくことができます。

■社会不安障害の患者は「炭鉱のカナリア」

終身雇用が崩壊し大手企業が経営破たんしたり、派遣社員などの非正規雇用が増え、日本は非常に不安定な雇用状況になりました。けれども新卒重視の雇用体系は現在も変わっていませんし、学校を中退したりブランク期間ができてしまったりとレールから外れた人材を、簡単に受け入れてくれる社会でもありません。経歴に少しでも傷がついてしまうと、待ち受けているのは大きな苦労です。

自らの能力を活かして起業したりフリーランスで活躍する人もいますが、そのためには能力はもちろん、気力と体力が必要でしょう。精神疾患を抱えている人にとっては、はるかに高いハードルです。何より、その気力はまず治療にあてるべきだとも思います。

私は、社会不安障害を含めた精神疾患の患者は、日本の社会構造における〝炭鉱のカナリア〟のような存在だと思います。カナリアが炭鉱内の有毒ガスを検知して鳴くのをやめるように、社会構造の危険を知らせている状況です。

近年になって、社会不安障害などの不安障害やうつ病などメンタルを病む患者が急増しています。労働問題なども関係すると思いますが、市場原理による過度の経済競争で人々が生活や学校や労働環境で疲弊している状況があるのだと思います。

核家族・単身世帯が増えて地域のコミュニティも少なく、インターネットやSNSの普及などで人との付き合い方も大きく変化しています。先行きの見えない経済状況もそこに拍車をかけ、知らず知らずのうちにストレスを溜め込んでしまうひとつの要因になっているのでしょう。

■行政の対応の問題

ハローワークには精神疾患や障害者雇用の相談窓口、わかものハローワークといった窓口があったので、相談に行ったこともあります。

自分に社会不安障害という精神疾患があって、そのために就職活動で苦労していると、この本に書いてきたことをかいつまんで説明しました。ハローワークの職員の返事は、「障害者雇用で理解のある企業を、根気よく探していきましょう」というものです。どのハローワークの職員もただ話を聞くだけで、的確なアドバイスや支援は全く得られませんでした。

東京都立の精神保健福祉センターという、都民の精神的健康の保持増進、精神障害者の自立と社会参加の促進のための援助をする施設でも相談してみました。

相談した相手には、社会不安障害という病名すら知らない職員がいたり、病名を知っていても詳細までは知らずに、結局「大変な状況なのはわかったが、当センターでできることはないから、主治医に相談するか、ハローワークか地元の役所、精神疾患や障害者関連支援施設やセンターを管轄している都庁へ相談してください」と言われました。

言われた通り役所などに相談しましたが、的確な回答をしてくれる人は誰もいませんでした。たらい回しというものです。国が運営している機関ですらこのような対応です。行政で働いている方が、どれほど民間企業の実情を把握できているのだろうという疑問を抱きました。これでは、制度のはざまにいる患者は適切な支援を受けられない。そういった窓口の対応に期待できなくなってしまいました。

■心に残ったトラウマが再発の引き金に

社会不安障害を発症する年齢は様々です。私のように学生時代に発症する方が多いようですが、30代、40代あたりで管理職やある程度の立場になったことで発症する方もいます。そうなると、クオリティの高い仕事をできる方でも、休職や退職に追い込まれてしまうことが多いでしょう。

病気を発症する要因も人によるところが本当に大きいので、完全に防ぐのは難しいかもしれませんが、重症化する前に精神科などで適切な治療さえ受けることができれば、短期間で復帰できることもまた事実です。

私は今でも外出する際は、常にビニール袋と薬が手放せません。社会不安障害で嘔吐という経験をしてしまったのでそれがトラウマとなってしまい、また嘔吐の症状が出てしまったらと思うと不安で、ビニール袋を持っていないと外出できないのです。

軽度の社会不安障害の人の中には、そういったものを乗り越えて社会復帰している人もいますが、皆さん何らかのトラウマを抱えてしまっていると思います。

精神科医はとりあえず現状の症状を治そうとしますが、病気によって負ってしまったトラウマに関してはどこまでフォローしてもらえるでしょうか。

心に抱えたトラウマが再発を引き起こしてしまうことは多々ありますし、今表面に出ている症状を治療するだけでは本当の社会復帰にはならないと思います。

精神疾患患者に対しては解決しなくてはならない、いろいろな課題があります。ただ一番の問題は、そういった患者に社会保障費を使うのはコストであるような考えがあることではないでしょうか。適切な治療やサポート、環境があれば社会復帰できる患者もいる中で、患者に偏見的な感情を持った状況のままでは経済的にも大きな損失です。

メディアの報道などもあり、自分が知らないものに対して排他的な感情を持ってしまうのが人の常ですが、特にメンタルの病気に関しては依然として「異常だ」「甘え」「気の持ちよう」「犯罪につながる」などと思っている人も多数います。そして、自分には関係のないことだという「他人事」の雰囲気もぬぐえません。

これぱかりは体験してみないとわからないところですが、誰でもなりうる病気であり、いざなってしまったときの辛さは計り知れません。

ネガティブなものとしてではなく、冷静に実情として受け入れられる社会になることを願っています。

第4章

精神科医療の問題点と病院・治療法の選び方

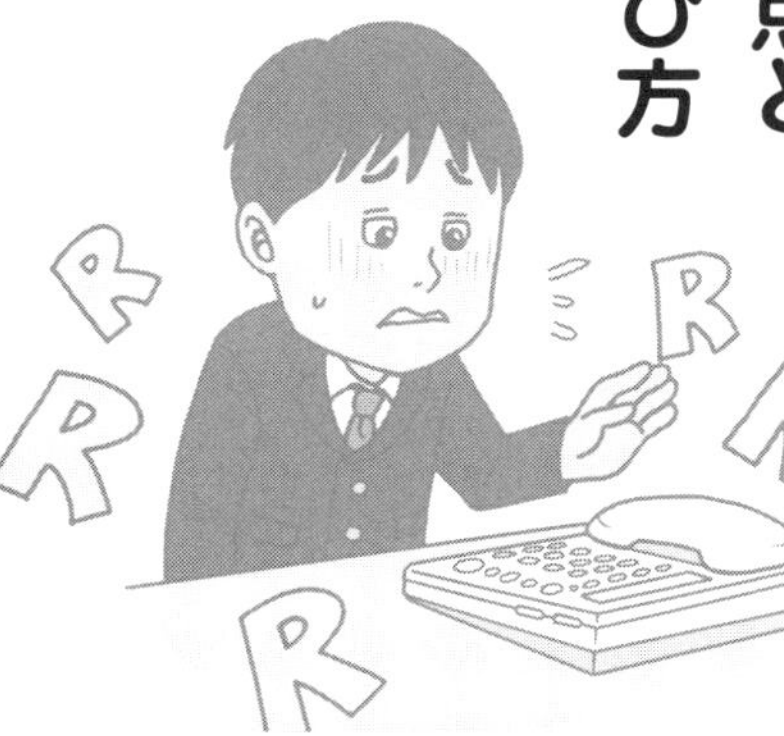

知識不足、経験不足の医師が増えている

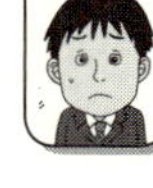

もしあなたがなにか精神的な問題を抱えてしまったら、まず頼りにするのは病院の精神科や、メンタルクリニック、心療内科などの専門医療機関ではないかと思います。あるいは、産業カウンセラーやスクールカウンセラーなど、メンタルケアの専門家のもとを訪ねる人もいるでしょう。

専門家に任せれば大丈夫、医者なんだからどうにかしてくれるはず。そのような考えをお持ちだとしたら、実際に病院に行って、がっかりしてしまうかもしれません。

私の経験から言うと、十分な経験を積んでいない精神科医が非常に増えているように感じます。そうした医師にあたってしまうと、症状が改善せずに辛い思いを抱えたままになったり、中には誤診を受けたり、適切な治療が施されずに放置されたりすることもあります。

なぜそのような事態が起きるのかというと、医師免許を取れば、誰でも精神科医になれるからだと思います。

日本では大学の医学部を卒業して医師国家試験に合格し研修医を経ると、何科に進むかは個人が自由に選べます。病棟医として勤務し、経験を積んでから指導医となり、再び大学病院や関連病院に戻り、外来業務をすることになります。

この過程で精神疾患に関する事細かな教育があるかどうかは、大学や病院によるところが大きく、医師によって差が激しいでしょう。

また、「精神保健指定医」という資格がありますが、取得するには5年以上の医療実務経験（3年以上の精神科実務経験）と指定医講習会の受講、自分の経験した患者のレポートの提出が必要です。

あくまで資格ですから、精神保健指定医資格を取っているからといって、知識が豊富で精神疾患全般について詳細にわかっているというわけでもないようです。さらに、その資格を持っていない精神科医もいます。こうした明らかな経験不足が長年指摘され続けています。

精神疾患に関する研究は、日本よりも海外の方が進んでいる現状があります。開業後であっても、医師が最新の研究や知識を学び続けることが、きちんとした診断や治療につながるのではないかと思っています。

■ビジネス医師の増加

ここ数年でメンタルクリニックや心療内科の数は急激に増加しました。現代のストレス社会で、精神疾患で悩む方が増えていることの現れでしょう。

医師の中には、これをビジネスチャンスだと思って開業する方もいます。開業医の方が時間の融通がきくことや、歯科や内科などと比較すると、医療器具やレントゲンなどの機器が必要ないため開業資金が少なくてすむことや患者が多いことなどが理由にあげられるでしょう。

医師の中には、もちろん高い理想と熱意を持って患者に接する方がいて、そんな医師に救われる方もいます。

けれど、あくまでもビジネスと割り切った治療を行う医師がいることも事実です。初診は30分程度の時間をとってくれても、2回目からは5分の診療でただ薬を処方するだけで話もろくに聞いてくれず、流れ作業のように大量の患者をさばいていく病院も多いです。

今は口コミだけでなくインターネットでも近所の病院を調べられますから、ホームページを充実させたり、検索サイトで上位に表示されるような対策や広告を打てば、新しい患者には困りません。

病院選びは非常に重要です。適切な治療を受ければ改善する病気も、このような医師に出会ってしまうと、悪循環に陥ってしまいます。もし現在の治療方針に疑問を感じるようであれば、セカンドオピニオン、サードオピニオンを受けることをおすすめします。


精神科医療は、臨床現場の医師の裁量ですべてが決まると言っても過言ではないでしょう。薬局で薬を受け取るにも、薬剤師に処方についてたずねると「医師の判断ですので、医師に確認してください」と言われますし、病院勤務のカウンセラーも結局は医師の判断によってカウンセリングを行います。

こうした臨床現場の実態は知られていないことも多く、医師だけでなく薬剤師やカウンセラー、精神保健福祉士など精神科医療に関わる人材の教育も見直すべきだと思います。

現代のメンタルの病気はとても複雑化していて、日々状況は変わります。精神科医には最新の知識を学ぶプログラムや研修を課して定期的に試験を設けるなどしないと、現代社会でメンタルの不調を訴える患者に対応することは困難だと思います。

病院の選び方

では、自分が社会不安障害かもしれない、あるいは他の精神疾患かもしれないと思ったとき、どのように病院を選べばよいでしょうか。私が考える病院選びのポイントをお伝えしたいと思います。

インターネットなどで調べると、精神科、心療内科、メンタルクリニックはかなりの数があることがわかります。

まず初診の前に電話で予約をする際は、そのときの対応が見極めポイントのひとつです。こちらが上手く症状などを説明できなくても電話に出た方が聞く姿勢を持ってくれたり、適切に対応してくれれば医師による教育がきちんと行われていると考えられます。

それと、初診にどのくらいの時間をとってくれるのかも確認しておきましょう。初診では、自分の症状の説明、医師による診断、今後の治療方針の決定の3つが行われることが大半で、それを5分、10分で済ませる病院は、注意が必要です。

正直に言うと、初診だけではその医師に社会不安障害や精神疾患の知識がきちんとあるか、適切な治療を行えるかの判断は素人にはできません。まずは自分の通える距離にあり、通える時間に診察をしている病院3か所くらいで初診を受けてみることをおすすめします。

自分で上手く症状を伝えられそうにないという方は、事前に紙などに伝えたいことを細かく書いて、それを医師に見せながら話すときちんと伝えられると思います。

また、セカンドオピニオンを受けることをためらわないでいただきたいです。主治医以外の医師の診断を通して、自分の病気に関する客観的な意見を聞くことですが、私は、社会不安障害の治療に関してはセカンドオピニオンだけでは足りないと思っています。最低3人の医師の診察を受けて、納得する医師にかかることがその後のためにも必要です。

特に大切なのは、病名の診断と治療方針と薬についての説明です。いかに患者に対してわかりやすく、病気や治療方針、薬について説明してくれるかを見ると、医師の知識や能力が少なからずわかると思います。

中には初診では病名を断言しない医師もいるかと思いますが、だからといって悪い医師というわけでもありません。初診だけでは、はっきりとした病名を断定できないこともあるからです。

また、精神科医だからといって精神疾患全般に詳しいというわけでもありません。精神科医によっては、うつ病に関してはとても詳しいが、他の精神疾患に関してはそこまで詳しくないという場合もあります。

社会不安障害は軽度の場合を除いて、治療にはある程度の期間を要します。病院選びを間違えてしまうと、改善するはずのものも放置され、ただ時間だけが過ぎていってしまうという事態にもなりかねません。

少々面倒な作業と思われるかもしれませんが、最低3人の医師の初診を受けてみることをおすすめします。そうすれば、医師や病院によって全く対応が違うということがわかると思います。

主な治療方法

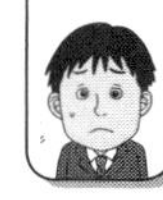

■その１　薬物療法

社会不安障害の治療方法で、日本の精神科医療の現場で行われているものは基本的に２つです。薬物療法と精神療法です。

薬物療法は、文字通り薬を服用することによって症状を抑える治療法で、精神療法はカウンセリングや認知行動療法など、患者本人の認知（考え方など）に働きかけて治療する方法です。

私が長年の闘病経験で一番効果があると感じたのは、投薬による治療で症状を抑えて、苦手な場面に取り組んでいくという治療法です。私は薬によってある程度は社会不安障害の症状が抑えられるようになりました。

薬による治療に抵抗を感じる方もいるかもしれません。薬漬けにされてしまうのではないかとか、副作用が出るのではないかと。私も実際に胃の不快感などの副作用が出ましたし、安全性や依存性に問題はないのかと疑問に思うこともあります。

けれども、きちんと知識を持った医師が適切な量の投薬を行えば、症状が改善するケースも見られます。私が実際に服用して症状が改善した薬は次の2種類です。

●ＳＳＲＩ（選択的セロトニン再取り込み阻害薬）

ＳＳＲＩに関しては第1章にも記載しましたが、社会不安障害の発症の原因であると考えられている「セロトニン」の不足やバランスを調整する薬です。

即効性があるものではありませんし、副作用や精神への影響など問題もあるかもしれないと言われていますが、特効薬がない現時点では、社会不安障害やうつ病の治療にはこのＳＳＲＩを飲むのがベーシックな投薬治療法です。

●抗不安薬

抗不安薬は、その名の通り不安や緊張を和らげる薬です。こちらは即効性があり、不安や緊張する場面の前に飲むと効果が出ます。

ＳＳＲＩも抗不安薬もいろいろな種類のものがあり、人によって効果や副作用が異なります。しかし、だからといって病状を放置していると、治れば良いですが悪化する場合もあります。

これらの薬を飲むことによって、社会不安障害によって生じる不安や緊張をまずは和らげることが第一歩だと思われます。ＳＳＲＩと抗不安薬の２種類を飲まなくても、抗不安薬だけでもいい患者もいると思います。いずれにせよ、処方される薬については、医師や薬剤師からきちんと説明を受けておきましょう。

また、あまり多くはありませんが、漢方薬の治療を行っている病院もあるようです。徐々に薬の量を減らしていって、将来的に断薬できればいいのではないかと思います。

薬を飲むだけではなかなか改善しないという方もいると思います。やはり、薬はあくまでも症状を抑えるためのものであり、突然すべての症状が治まって完治したり、「回避行動」を止めてくれるわけではありません。薬の力を借りて不安や緊張を軽減した状況で、辛いかもしれませんが苦手な場面を避けずに経験していくことが大切だと感じました。

無理をしすぎずに、学生ならばクラスメートに挨拶をしてみたり話しかけてみるとか、社会人なら会議などで簡単な発言をしてみたり電話に出てみたり、まずはハードルの高くないことから徐々に慣らしていくのが良いのではないかと思います。

引きこもってしまって外に出るのが怖い、そんな重度の方でしたらまずは近所を散歩してみて、近くのコンビニにでも行ってみる。そんな行動でもいいと思います。とにかく自分が苦手とする場面を避けていては、いくら薬を飲んでいても簡単に治るというものではありません。まずは低いハードルを越えていくことにチャレンジし、その経験を積むことによって徐々にそういった場にも慣れてくるはずです。

ひとつ越えられたら、また少しだけハードルを上げてそこにチャレンジしてみる。それを繰り返していくことで自分にも自信がつき、社会不安障害の改善につながっていきます。

■その2　精神療法（カウンセリング、認知行動療法）

精神療法では、カウンセリングや認知行動療法といったものがあります。投薬治療が主体となっている病院が多いので、精神療法は病院によっては行われていないところもあります。カウンセリングを行う病院は多いのですが、専門的な認知行動療法とは言えないこともあります。

私は精神科医でも専門家でもありませんが、精神療法の効果に関しては疑問に思うところもあります。

認知行動療法とは、私たちのものの考え方や受け取り方（認知）に働きかけて、気持ちを楽にしたり、行動をコントロールしたりする治療方法です。社会不安障害の患者は、不安、緊張を伴う苦手な場面に対して恐怖を感じますので、そういった考え方をカウンセリングや認知行動療法で変えていきましょうといった治療です。

私も実際にカウンセリングを受けましたが、カウンセラーは理論などを勉強しているので、的確なことを言ってくれますし話し方も上手いです。

ただ、やはり実際に自分が社会不安障害や精神疾患を体験しているわけではないので、この病気の本当の辛さは体験者にしか理解できないのでは、という考えが拭えませんでした。

カウンセラーが言っていることはもっともだと理解はできるのですが、長年の人生で形成されてしまった考え方は、１時間程度カウンセラーと話したりするだけでは変えることはできませんでした。何度も通うことになりますし、保険適用でない場合が大半ですのでお金もかかります。また、カウンセリングにおいて過去の辛い体験や気持ちを思い出すことも、患者にとっては苦痛を伴う場合もあります。カウンセラーとの相性の問題もあります。

もちろん、精神療法を否定しているわけではありません。精神療法が非常に合っていて、効果が出ることも多々あります。しかし、効果的な認知行動療法やカウンセリングを行える人材や環境に委ねられる部分が多く、薬物療法と違って即効性があるわけでもないので、薬物療法と上手く組み合わせていくのがベストではないかと考えています。

治療方法に関しては、日本だけでなく海外でも研究が行われています。国によって、また医師によって考え方は様々です。

海外で効果的な治療方法や薬物が開発されても、それが日本で認可されるかはわかりません。そのような現状なので、効果があるのかもわからない、カウンセリングや療法、セラピーなどを行っている方や医師もいます。

高額な費用を要求される場合もありますので、納得したうえで治療を受けていただければと思います。

■治療開始から寛解（かんかい）まで

寛解は聞きなれない言葉だと思いますが、「完治したとは言えないけれど、症状がずいぶん治まった状態」のことを言います。そういった状態になれば、上手く自分の病気と折り合いをつけながら日常生活を送っている人もいます。

最後に、治療にあたって気をつけていただきたいことをお伝えしたいと思います。

薬物治療の場合は、絶対に医師の指示通りに薬を飲んでください。症状が良くなった、副作用が辛いなどと思っても自己判断で勝手に薬を止めるのは危険です。薬が身体から抜けたことによる離脱症状で、さらに苦しい思いをすることもありえます。きちんと医師に相談して投薬治療を受けましょう。

徐々に薬を減らしていける方向に持っていけるといいですが、薬をどんどん増やしていく医師の治療方法は危険だと疑った方がいいかもしれません。

治療には長い期間を要する場合もあります。その中で、なぜ治らないのだろうと思ってしまうこともあるかもしれません。それでも、焦らず、根気よく治療をしましょう。精神療法のカウンセリングや認知行動療法は時間のかかるものです。

医師の治療方針やカウンセラーとの相性など、疑問を抱いたら一度考えて、セカンドオピニオン、サードオピニオンを受けてみることも必要だと思います。

そして、無事に病気が治ってもけっして無理はしないようにしましょう。環境によっては再発してしまう場合もあります。

治療によって病状が良くなっている人もいますし、病気と折り合いをつけながら辛いことがあっても楽しく生きている人もいます。

皆さんが社会不安障害や精神疾患の苦しみから解放され、より良い人生を送れることを願っています。

おわりに

この本を出版するまでの道のりは非常に長いものでした。

小学生で病気を発症して、辛いことがたくさんありました。なぜ、自分は病気になってこんな人生を送っているのだろう、自分の人生に意味はあるのだろうかと深く考えこんでいたこともありました。

しかし、ただ現状を嘆いていても人生は何も変わりません。社会に発信したいといろいろと試行錯誤する中で、文章で何か社会に伝えることができればと考え、本を出版したいと思い至りました。

自分の過去を原稿にするのも大変な作業でした。無名の私のような患者がこのようなテーマで本を出すということは、現実的には無理だろうと諦めていたこともありました。

私が数年前に送った企画書を覚えていて声をかけてくださった編集長。また、関わってくださった編集者や関係者の方にまず感謝します。

　この本を読んだ方がどういった感想を持つかは、人それぞれだと思います。

　私は、この本を読んだ方が少しでも社会不安障害やその他メンタルヘルスの問題に関心を持っていただければと思っています。社会不安障害だけでなくメンタルの病気や障害を抱えた人は、本当に言葉では表せない辛い想いや不条理なことを経験していることが多いです。絶望、葛藤など様々な想いを自分も経験してきました。

　問題になっていることに沈黙していても光は当たらないと思っているので、この本が何かのきっかけになればと祈っています。


　今の世界は人への思いやりの心が足りないと思うと同時に、立場の弱い人が切り捨てられる弱肉強食のような社会構造になっていて、それが加速しているように感じています。

　メンタルの病気に関わる問題や患者への偏見、差別などは日本だけでなく世界共通の問題です。

　医療技術の進歩などで患者が救われる社会、そして病気の有無にかかわらず人々が支え合う社会になってほしい。そして、多くの人の人権や多様性が認められ、生きていてよかった、人生は捨てたものじゃないなと思える未来がくることを願っています。
絶望の先に見える光を探して、これからも生きていきたいと思います。
読んでくださったみなさん、ありがとうございます。

２０１７年８月　伊藤やす

〈著者プロフィール〉
伊藤やす（いとう・やす）
東京都出身。専修大学経済学部卒業。小学生で社会不安障害を発症。闘病しながら普通科の高校に進学し大学を卒業する。卒業後はアルバイトやメーカー、商社などで勤務。民間企業で働いている際にうつ病を併発。会社員をしながら、患者目線で社会不安障害やうつ病、精神科医療、福祉、行政などメンタルヘルスに関わる様々な問題について研究している。

ぼくは社会不安障害

平成29年9月7日第一刷

著　者　　伊藤やす

イラスト　中村ユキ

発行人　　山田有司

発行所　　株式会社　彩図社（さいずしゃ）

〒170-0005　東京都豊島区南大塚3-24-4 MTビル
TEL:03-5985-8213
FAX:03-5985-8224

印刷所　　新灯印刷株式会社

URL：http://www.saiz.co.jp
https://twitter.com/saiz_sha

 ISBN978-4-8013-0251-8 C0195